히말라야 빈야사

license
Graduated from Wonkwang Digital University, Department of Yoga Meditation
Completion of 30 hours of anatomy at University of Liaoning, Shenyang, China
Admission to Kyung hee University, Universal Yoga License
Baptiste Power Vinyasa Yoga RYT 500, India Anahata Yoga License
India Kaibalayadama yoga University Training, India Swami Vivekananda Yoga Training
Yoga training in Japan, Taiwan, Singapore, Hong Kong, France, India and Greece
Completed Yoshikawa Ashram in Shishibananda, Rishikesh

울루루
요가
시리즈
①

히말라야 빈야사

초판 1쇄 발행 2022년 12월 31일

지은이. 여동구, 이정은, 김하연, 박소리, 양소낭
검수. 유보림
펴낸이. 김태영

씽크스마트
서울특별시 마포구 토정로 222
한국출판콘텐츠센터 401호
전화. 02-323-5609

블로그. blog.naver.com/ts0651
페이스북. @official.thinksmart
인스타그램. @thinksmart.official
이메일. thinksmart@kakao.com

ISBN 978-89-6529-332-3 (03510)
© 2022 여동구, 이정은, 김하연, 박소리, 양소낭

•씽크스마트 - 더 큰 생각으로 통하는 길
'더 큰 생각으로 통하는 길' 위에서 삶의 지혜를 모아 '인문교양, 자기계발, 자녀교육, 어린이 교양·학습, 정치사회, 취미생활' 등 다양한 분야의 도서를 출간합니다. 바람직한 교육관을 세우고 나다움의 힘을 기르며, 세상에서 소외된 부분을 바라봅니다. 첫 원고부터 책의 완성까지 늘 시대를 읽는 기획으로 책을 만들어, 넓고 깊은 생각으로 세상을 살아갈 수 있는 힘을 드리고자 합니다.

•도서출판 사이다 - 사람과 사람을 이어주는 다리
사이다는 '사람과 사람을 이어주는 다리'의 줄임말로, 서로가 서로의 삶을 채워주고, 세워주는 세상을 만드는데 기여하고자 하는 씽크스마트의 임프린트입니다.

히말라야 빈야사

여동구·이정은·김하연·박소리·양소낭

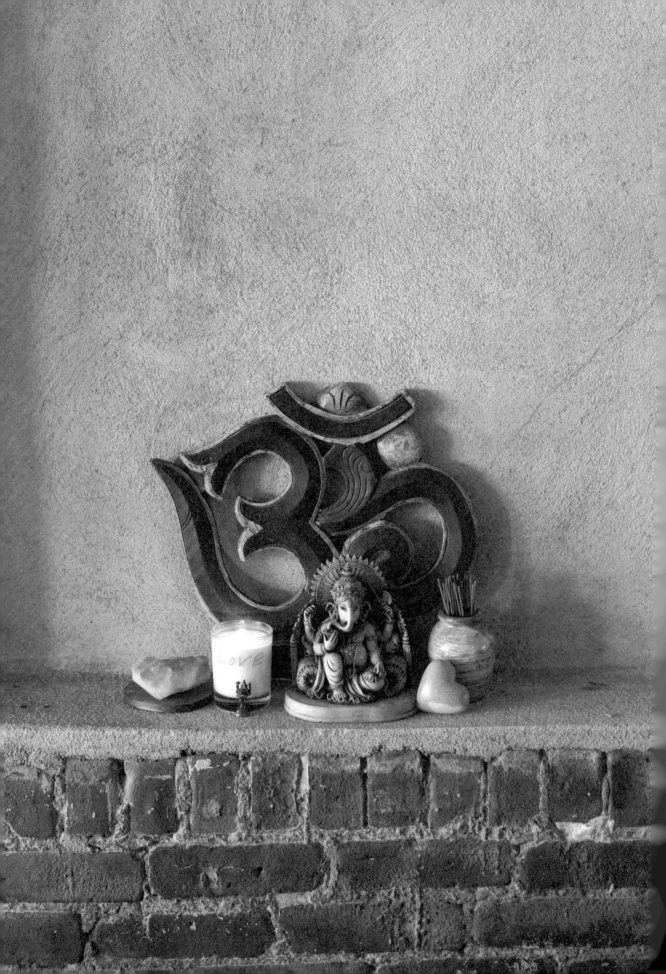

빠져들었다

처음 요가를 접하면서 수련한 건 하타 요가였다. 오랜 시간 수련하면서 하타 요가의 매력에 흠뻑 빠져있었다. 멈춤 안에서 가질 수 있는 여유로움, 그 안에서 나를 바라볼 수 있는 시간, 깊이 있는 호흡을 통해 얻은 몸의 변화들 등 하타 요가가 가진 매력은 참 여러 가지였다.

그렇게 하타 요가 수련에 빠져있을 때 배런 밥티스트의 파워 빈야사 요가를 알게 되었고, 파워 빈야사 요가를 500시간 수련 후 빈야사에 대해 관심을 두게 되었다. 하타 요가의 정적인 부분과는 달리 파워 빈야사 요가는 동적이고 다이내믹했다. 처음 빈야사 요가를 수련할 땐 빠른 움직임 때문에 호흡 조절이 쉽지 않아 집중조차 어려웠다.

약간의 충격을 받게 되면서 오랜 시간 빈야사에 빠져들었다.

유니버설 요가의 창시자인 안드레 라파 선생님을 통해 다양한 빈야사 스타일을 배웠고, 빈야사 요가의 시작이 히말라야 요가라는 것도 알게 되었다.

많은 사람을 지도하면서 아사나와 빈야사를 구분하지 못하는 사람들을 많이 만났다. 그들에게 빈야사가 무엇인지, 아사나가 무엇인지, 얼마나 다양한 종류의 빈야사가 있는지, 어떤 식으로 구성해야 하는지 알려주고 싶다는 생각을 했다. 또한, 알려지지 않은 많은 빈야사를 찾아, 새로운 빈야사를 만들고 싶다..

많은 사람들과 히말라야에서 수련하고 싶은 생각이 있었고, 현재는 매년 한 번씩 히말라야에서 수련을 진행하고 있다.

이 책을 만난 많은 사람이 히말라야 빈야사를 통해 의식이 확장되고 호흡과 빈야사, 아사나 그리고 명상이 하나가 되어 깨달음에 이르는 길에 도움이 되길 바란다.

여동구·양소낭 SLOW VINYASA

박소리 HEATED VINYASA

히말라야 빈야자

요가 이론

빈야사의 유래와
히말라야 빈야사 철학

Vinyasa의 어원 :

vinyasa는 연속적, 순차적으로라는 뜻을 지닌 'vi'와 놓여짐, 내려놓다라는 뜻을 지닌 'nyasa'가 합쳐진 말로 자신의 마음과 생각을 의식적이고 규칙적으로 놓을 수 있도록 연습한다는 뜻을 지니고 있습니다.

*움직이는 명상 = 빈야사

"Sthira Sukham Asanam"

"아사나는 편안하고 견고한 자세이다."

여기서 sukha는 편안함, 부드러움, 널널함, 쉬움, su는 좋은 것, kha는 공간을 뜻합니다.

어떤 학자들은 수카를 (happiness로 해석하기도 합니다.

결국 '스티라 수캄 아사남'은

아사나(좌법)은 안정되고도 편안해야 한다.

아사나는 편안하고 견고한 자세이다.

아사나는 단단하고도 부드러워야 한다.

아사나는 견고하고도 공간이 넉넉해야 한다.

이런 뜻을 지니고 있습니다.

요가 아사나 수련은 명상에 꼭 필요한 수련입니다. 아사나는 프라나야마 호흡과 만나 내 머릿속의 생각들을 잠시 내려놓게 하고 지금 이 순간에 집중할 수 있게 합니다.

빈야사 요가 수련을 통해 숨과 동작이 하나로 결합하여 물 흐르듯이 흐를 때 오롯이 나에게만 집중하게 되어 몸과 마음이 자유로워지면서 움직이는 명상 빈야사를 할 수 있게 됩니다.

빈야사의 목적

수련을 통해 숨과 움직임을 일치시키고 그 안에서 열이 나면서 몸을 뜨겁게 만들어 순환을 원활하게 만들어 준다. 이를 통해 몸과 마음이 정화되고 몸은 좀 더 가벼워지며 행복함을 가질 수 있게 된다.

빈야사의 유래

추운 히말라야 지역에서 요가 수련 중에
몸에 열을 내기 위해 만들어졌다는 빈야
사의 전통과 기원에 뿌리를 둔 요가마스
터 여동구선생님만의 빈야사 스타일의
요가로, 끊임없는 움직임으로 몸에 열을
내어 체온을 높이고 면역력을 높여주는
빈야사 수업으로, 다양한 빈야사 스타일
을 경험할 수 있는 수업이다.

히말라야빈야사 요가 철학

삶은 변화의 연속이다.
연속적인 변화는 수련의 궁극적 지향점
인 초월하는 특별한 순간의 변화와 동일
하다. 이 순간에 맞이하는 변화는 우리가
궁극적으로 추구하는 변화나 깨달음의
순간과 다르지 않다

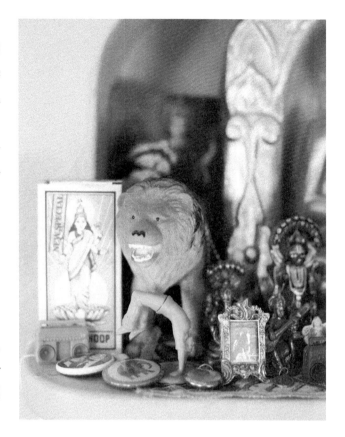

멈추어 있을 것 같은 자연이나 계절도 일시적인 상태이거나 잠시 머무르는 상태이지 계속 변한다.
우리 삶을 바라보자.
직장에서의 위치, 권력, 부, 육체 등 전부 그대로일 것이라 믿고 싶을 것이다. 하지만 변하지 않을 사랑하는
마음도 변하지 않고 유지하고 싶은 자신의 외모 등, 이 모든 것들은 일시적인 것이지 영원할 수 없다. 바라
면서 모든 것들은 늘 멈추지 않고 변한다는 것들을 이해해야 할 것이다.

히말라야빈야사 수업 과정에서 우리는 깨닫게 될 것이다. 이렇듯 모든 것들은 변하고 이것이 곧 자연의 이
치라는 것을 깨닫게 될 것이다.

히말라야 빈야사는 느리고 깊은 호흡과 섬세하고 편안한 움직임을 통해 명상을 이끌어 내는 슬로우빈야
사와 조금 더 빠르고 강한 호흡과 역동적이고 다이나믹한 움직임을 통해 빠르게 몸에 열이 나게 하고 열정
적인 모습을 이끌어내는 히티드 빈야사로 나뉜다.

요가의 역사

요가의 시작은 5천 년 전으로 거슬러 올라간다. 일부 학자들은 요가의 역사를 10,000년 이상으로 보고 있다. 그러나 요가의 가르침이 문서화되어 남겨진 것이 아니라, 스승으로부터 제자들에게 구전되어 내려왔기 때문에 요가의 역사를 말할 때 매우 불분명한 부분이 많다. 초기 요가 기록은 쉽게 부서지기 쉬운 야자수 잎에 기록되어 소실된 것들이 대부분이다. 유구한 역사 속에서 요가는 다양한 변화와 발전을 이룩해왔다.

고전 시대 이전 요가(Pre-Classical Yoga)

요가는 5천 년 전 북부 인디아의 인더스 문명에서 발전했다. 요가라는 단어는 가장 오래된 경전인 <리그 베다(Rig Veda)>에서 처음으로 언급되었다. <리그 베다>는 한권의 책이 아닌 시편, 만트라 그리고 브라만 사제계급이 사용하는 제례의식이 기록된 여러 권의 책이다. 요가는 브라만들과 리쉬(점성술사)들이 <우파니샤드>에 그들의 관습과 믿음, 신앙을 기록함으로써 서서히 발전되었다. 가장 널리 알려진 요가 기록은 <바가바드 기타>로 기원전 5백 년 전쯤 만들어진 것으로 알려져있다. <우파니샤드>에서는 지혜와 지식(즈나나 요가), 행동(카르마 요가)을 통해 자아를 수련하는 방법을 언급한다.

고전 시대 요가(Classical Yoga)

고전 시대 이전에는 상대방의 의견을 서로 견제하고 배척하는 분위기가 만연해있었다. 당시 파탄잘리는 체계적으로 정립되어 있지 않던 요가의 이론 및 가르침들을 최초로 체계화 시켜 <요가 수트라>라는 책에 내용을 담았다. 파탄잘리의 <요가 수트라>가 편찬된 시기를 고전 시대라고 보며, <요가 수트라>를 기준으로 삼아 고전 시대 이전과 이후를 나눈다. 2세기쯤 적혔을 것이라 추정되는 <요가 수트라>는 라자 요가에 관해 언급하며 사마디(삼매의 경지)로 가는 요가의 8단계에 대해 정리했다. <요가 수트라>를 집대성한 파탄잘리는 요가의 아버지라고 불리며 이후의 모든 요가의 흐름에 큰 영향을 끼친다.

고전 시대 이후 요가(Post-Classical Yoga)

파탄잘리 이후 수 세기 동안 요가 마스터들은 건강 증진과 생명 연장을 위한 다양한 요가 수련법들을 개발했다. 그들은 베다의 정신적, 철학적 가르침은 배척한 채, 사마디에 이르는 수단으로 육체적인 수련만을 강조하는 새로운 요가의 흐름인 탄트라 요가를 만들었다. 탄트라 요가는 우리를 묶고있는 육체적 한계를 넘어서기 위한 신체 정화기법을 강조한다. 이러한 신체적 움직임이 중시된 요가의 움직임은 서구사회에 '하타 요가'란 이름으로 지대한 영향을 끼친다.

요가의 의미

산스크리트 어원으로 본 요가

요가는 '말을 마차에 묶다'는 뜻의 산스크리트어인 'Yuj'에서 유래했다. 여기서 '마차'는 인간의 육체, '말'은 자유분방한 마음, '마부'는 영혼(순수정신)을 의미하며 우리의 몸과 마음을 통제하는 것이 바로 요가이다. 이 결합이라는 뜻 외에도 영적인 교감을 뜻하기도 한다. 산스크리트어에서 '요가'란 단어는 '모든 형태의 연결'을 표현하기 위해 사용되었다. 또한 몸의 움직임과 호흡, 몸과 정신의 연결, 자아와 초월적 존재와의 연결 등 다양한 형태의 연결을 표현하기 위해 사용되었다.

파탄잘리의 요가

위대한 현인이라 불리는 파탄잘리는 요가에 대한 정의를 이렇게 내렸다.

Yogash chitta vrtti-nirodha(요가쉬 칫타 브리띠니로다)

- 요가는 요동치는 마음의 활동을 잠잠히 하는 것이다.

다양한 의미의 요가

요가에는 하나의 정의만 있는 것이 아니다. 요가를 통해 진리를 경험하기 위해서 전통적인 요가의 의미를 알아야 함은 물론, 우리의 경험과 이해가 투영된 요가의 의미를 각자 되새겨 봐야 한다. 만약 우리가 직관력과 창의력을 발현하는 우리 안의 무궁한 가능성을 주는 존재와 연결하고자 한다면 요가의 참된 의미가 무엇인지 숙고해봐야 한다. 요가의 다양한 정의는 여러 사람의 다양한 경험과 지식을 반영한다.

마하데브 데자이는 <간디가 해석한 기타>의 서문에서 "요가는 육체와 마음과 영혼의 모든 힘을 신에 결합시키는 것이라고 말하고 있다. 이는 곧 요가의 전제가 되는 지성, 마음, 감성, 의지를 단련시키는 것이며, 삶을 여러 각도에서 평등하게 바라볼 줄 아는 정신의 안정된 상태를 의미한다."라고 서술하고 있다.

잠재의식을 깨우고, 고등 존재 혹은 초월적 존재와 우리를 연결하는 수많은 요가적인 방법론과 수행론이 존재한다. 대표적인 예로 탄트라, 만트라, 쿤달리니, 박티, 즈냐나, 카르마 등 다양한 요가의 형태를 들 수 있다. 어떤 요가는 동작(아사나)을 강조하고, 어떤 요가는 호흡(프라나야마)을 강조하며 그 외에도 에너지 컨트롤(무드라와 반다), 몸과 마음의 정화(샤트 카르마), 명상, 만트라 챈팅 등을 강조하는 등 다양한 모습들을 보이고 있다.

요가의 길을 따르는 남자 수행자를 요기(yogi), 여자 수행자를 요긴(yogin)이라고 한다. 권위 있는 저서 <바가바드 기타> 제6장에서는 크리쉬나(Sri Krishna)는 아르쥬나(Arjuna)에게 요가의 의미를 '고통과 비애로의 해방'이라고 설명한다.

각 형태의 요가는 자신들이 추구하는 방법론과 수행법을 강조하지만, 모든 형태의 요가가 궁극적으로 추구하는 바는 더 큰 깨달음과 초월자와의 연결이라는 점에서 동일하다.

오늘날의 요가

요가가 보급되기 시작한 초기에는 동작과 호흡을 강조하여 미용과 건강을 위한 운동이라는 개념이 널리 퍼지게 되었고, 그로 인해 많은 사람이 미용과 건강을 위해 요가를 접하게 되었다. 점차 시간이 지나 건강에 대한 정의도 변하여 신체적 움직임만을 강조했던 과거의 형태에서 벗어나 요가의 정신적인 수행에 관심을 두기 시작했다.

오늘날에는 요가가 신체와 정신의 균형을 통해 심신의 건강을 추구하는 수련 방법으로 인식하게 되었고, 많은 사람이 요가 수련을 통해 자아를 발견하고, 마음을 다스려 좀 더 나은 삶을 살기 위한 수단으로 요가를 활용하고 있다.

요가 계보

B.C.3,000년 경부터 시작된 요가는 오랜 세월을 거쳐 다양한 형태로, 세분화된 모습으로 나타났지만 그 근본적인 뿌리라고 할 수 있는 '고행과 수행을 통한 해탈'의 목적은 훼손되지 않았다. 영국식민지배 당시 인도의 위대한 성인으로 추앙받던 라마크리슈나 파라마한사(Ramakrishna Paramahansa, 1834~1886 −붓다, 상카라와 함께 인도의 3대 성인 중 한 사람)의 제자인 스와미 비베카난다(Swami Vivekananda, 1863~1902)는 인도 전통 종교의 개혁을 통해 현대 사회에 필요한 모습으로 탈바꿈하고자 노력했으며, 1893년 시카고에서 열린 세계종교 회의에서 전통 수행방식인 요가를 선보이며 전 세계에 알리고자 노력하였다. 현대 요가의 역사에 있어서 가장 중요하고 위대하다고 평가받는 요가 스승은 빈야사 요가의 계보를 만든 크리슈나마차리아(Sri. Krishnamachrya, 1888~1988)와 현대 하타 요가의 계보를 만든 스와미 시바난다(Swami Sivananda, 1887~1963)다.

크리슈나마차리아(Sri. Krishnamachrya)는 체계적인 아사나와 프라나야마 수행을 통해 질병을 치유하거나 건강을 회복시키며 유명해졌고, 그의 체계적인 아사나, 프라나야마 수행법은 그의 제자들을 통해 현대 요가에 지대한 영향을 끼쳤다. 크리슈나마차리아는 1924년 인도 마이솔 지역에 요가 학교를 열어 요가에 대한 가르침을 시작했으며, 마이솔 지역의 왕족, 귀족들 그리고 제자들에게 요가와 빈야사 요가에 대한 가르침을 전수하였다. 크리슈나마차리아는 그의 뜻과 가르침을 이어받는 네 명의 제자를 배출했는데, 아엥가(B.K.S Iyengar – 아엥가 요가 및 하타 요가의 대가로 알려진 구루, 요가에 정렬법의 개념을 최초로 도입),
파타비 조이스(Pattabhi Jois – 아쉬탕가 요가로 유명한 구루), 그리고 데시칼(T.K.V Desichar – 비니 요가의
창시자로 알려진 구루, 아쉬탕가 요가와 아엥가 요가의 중간 단계로 아쉬탕가 요가보다는 느리게 진행되
지만 호흡과 동작을 중시하며, 개인 맞춤식 요가 수행 스타일을 추구한다. 아엥가처럼 치유 목적으로 수업
이 구성되어 있지만 정렬보다는 호흡의 길이로 조절한다)로 현대 요가에서 빼놓을 수 없는 스승들을 배출
하였다. 크리슈나마차리야는 외국인과 여자는 제자로 받지 않았지만, 마이솔 귀족의 추천으로 인드라 데
비(Indra Devi)라는 외국인 여성을 유일하게 제자로 받았다. 처음에는 그녀를 내쫓고자 강도 높은 수련으
로 매일 혹사시켰지만, 그 모든 과정을 견뎌낸 그녀를 정식 제자로 인정하였다. 인드라 데비는 1947년 할리
우드에 첫 번째 요가 스튜디오를 열었고, 그녀를 통해 많은 사람이 요가를 알게 되어 수많은 제자와 마니
아를 배출하였다. 그녀로 인해 서구사회에 다양한 종류와 스타일의 요가 스튜디오나 학교가 생기게 되었
고 수많은 창작 요가가 만들어졌다.

스와미 시바난다(Sri.Swami Sivananda)는 1936년 갠지스 강변에 디바인 라이프 소사이어티(The Divine Life
Society)라는 아쉬람과 요가 아카데미를 설립해서 진리와 순수 그리고 비폭력과 자아실현 및 하타 요가 수
행에 대한 가르침을 전수하였다. 또한, 스와미 시바난다는 수행의 길로 접어들기 전에 의사로 활동했는데
그때 쌓았던 의학적 지식을 바탕으로 요가를 가르쳤으며, 복잡한 철학을 아주 쉽고 간결한 말로 설명하였
다. 또한 300여 권 이상의 책과 팸플릿, 잡지 등을 저술하여 요가 철학과 수행법을 널리 알리고자 노력하였
다. 인도 리시케쉬에 공동체가 있으며 그곳에서 요가와 베단타 철학을 익힌 제자를 많이 길러냈다. 스와미
비슈누-데바난다도 그중 한사람이다. 시바난다는 요가를 전파하기 위해 서방에 그를 파견하였다.

스와미 비슈누-데바난다는 1957년에 센프란시스코주로 간 후 미국 전역을 돌아다니며 요가 아사나를 가
르치고 명상을 지도하였다. 또한 '시바난다 요가센터'를 설립하고 세계 각국에 지부를 확장해 요가 보급
에 앞장섰다.

전통 요가의 종류

요가는 매우 긴 역사를 가지고 있는 만큼 스승과 제자, 유파 간의 대립이나 교류 등으로 인해 다양한 유파가 만들어졌다. 그 세세한 종류를 따진다면 매우 방대하지만, 일단 수행 방법의 원류인 힌두교의 전통에서는 요가를 여섯 가지로 구분한다. 라자 요가, 하타 요가, 즈나나 요가, 박티 요가, 카르마 요가, 만트라 요가가 그것이다. 그 외에도 실천의 방법에 따라서 나다 요가, 쿤달리니 요가 등의 명칭들이 있으나 일단은 크게 위의 여섯 가지를 전통 요가의 종류라고 구분하며 나머지는 유파 간의 실천 방법론에 따라 달리 부른다.

카르마 요가 Karma Yoga

사회에 참여하여 봉사하려는 자기희생의 요가

고전 요가의 제식주의적인 신에게의 헌신과 희생제에서 벗어나 바른 앎(깨달음: 이해)을 통한 요가로 발전한 후에 바른 앎보다는 바른 행(이기적만이 아닌 이타행과 이전적 행)을 강조한 요가이며, 카르마 요가를 강조한 경전으로 <바가바드 기타>가 있다. 카르마는 업(業)을 의미한다. 그래서 이 업의 소멸과 윤회를 위하여 행위가 강조되는 것이고, 바른 행은 업의 소멸과 더 나은 존재로의 윤회에 필수적인 조건이다. 이 업과 윤회에 대한 견해는 힌두교와 불교가 다르다. 불교는 윤회의 고리를 끊을 수 있다고 가르친다. 반면 힌두교에서는 윤회의 고리는 끊을 수 없으며 인정하고 받아들이고 살아야 한다고 가르친다. 부메랑 법칙에 대해 들어본 적이 있을 것이다. '가는 말이 고와야 오는 말이 곱다'라는 속담도 있다. 나쁜 짓을 하면 벌을 받는다는 것은 당연한 진리다. 모든 일의 결과에는 원인이 있다. 결과에 대한 원인을 모르면 결과에 대해 인정할 수 없어 불행해진다. 하지만 원인을 알게 되면 인정할 수 있게 되고, 인정하면 불행하지 않게 된다.

박티 요가 Bhakti Yoga

신에 대한 헌신과 사랑의 요가

우주, 자연, 신, 절대자의 원리나 섭리와 법칙, 질서에 복종하고 헌신하는 길을 통해 구원받으며 깨달음을 얻고자 하는 요가이다. 자신의 힘과 노력 혹은 어떤 행위로는 구원이나 깨달음을 얻을 수 없고 신의 은총이나 계시, 사랑이 있어야 깨달음이나 구원에 다다를 수 있다는 것이다. 이러한 신에 대한 의존적 종교관은 잘못하면 인간의 모든 행동은 무의미하다는 섣부른 결론을 낼 수 있음을 주의해야 한다. 사람은 힘들면 의지가 약해진다. 그러면 신을 찾게 되고 종교에 의지하게 된다. 그 종교가 어떤 종교인지는 중요하지 않다. 어려움 속에서 절실해지면 종교가 잘 전파된다. 무조건적인 믿음은 위험하지만, 의지가 약할 때는 믿음 가질 무언가가 있으면 큰 힘이 될 수 있다.

즈나나 요가 Jnana Yoga

분별심을 일으켜 자신의 에고를 타파하려는 지식의 요가

배움과 지식, 지혜의 요가로 무지로부터 벗어나는 것이 진아(眞我)에 이르는 길이라고 가르치는 요가이다. 즈나나요가는 인간의 고통은 무지와 무명으로부터 생겨나는 것이기 때문에 정지(正知, 바른 앎: 바른 이해)를 통해서 괴로움에서 벗어나 깨달음에 도달하는 요가로써, 과학적이며 사상적, 철학적 요가이다. 여기 농사를 처음 지어보는 남자가 있다. 이론적인 지식이 아무리 많다 하더라도 경험이 부족하면 실패할 확률이 높지만 경험이 많은 농부는 실패할 확률이 낮다. 많은 경험을 통해 지혜가 생겨 지식과 합쳐지면 겸손해질 수 있고 자만심에 빠지지 않게 된다. 사실 이 지식의 요가는 자칫 스스로를 우월한 존재로 착각하면 사이비로 빠지기 쉽다. 이것이 즈나나 요가의 오류이다. 머릿속 이론과 상상력으로 풀어가는 부분이 많기 때문에 항상 다양한 관점에서 바라보도록 주의해야 한다.

라자 요가 Raja Yoga

응념, 정려, 삼매에 관한 요가로 정신 요가

명상 요가로써 마음의 평온을 찾고 지혜를 얻으며 해탈하는 경지를 추구한다. '라자'라는 말은 '왕'이라는 뜻이며, 모든 요가의 궁극적인 종점은 라자 요가로 귀결된다. 선, 참선, 선나, 정려, 사유수, 젠 등 '명상 라자 요가'라는 말은 15세기 <하타 요가 프라디피카>의 저자인 스와트마라마가 아사나와 호흡법, 신체 정화 등을 수행법으로 하는 하타 요가와 파탄잘리의 <요가 수트라>에 기반을 둔 명상 요가를 구분하기 위해 처음 사용했다. 요즘에는 명상을 수행법으로 하는 요가를 일반적으로 '고전 요가' 또는 '라자 요가'라고 한다. 명상을 통해 자신의 내면세계에서 홀로 조용하게 개념들을 탐색해가는 과정에서 개인의 권리, 역할, 그리고 책임의 상호관계를 깨닫고 이해하게 될 것이다. 그런 이해는 개인의 영적인 개발을 위해 매우 중요하며, 정의, 자유, 존중, 사람 등의 가치관에 대한 새로운 시각을 제공해줄 것이다.

하타 요가 Hatha Yoga

아사나와 호흡법에 관한 요가로 신체적 움직임에 포커스를 맞춰 육체의 한계를 뛰어넘기 위한 수련의 요가

몸가짐을 다스리고 숨쉬기를 훈련하며 식이요법과 단식법, 정화법으로 인간의 본성적 생명력을 회복하는 요가이다. 고전 요가가 깨달음을 향한 요가였다면, 중세 요가는 카르마가 남지 않는 바른 선행의 요가였다. 바른 앎과 바른 행을 위한 수련의 일환으로 하타 요가가 발전해왔으며, 라자 요가를 위한 필수적인 준비 조건인 궁극적으로 완전한 육체를 수단으로 해탈하고자 한다. 하타 요가는 육체적 수련인 아사나와 호흡 수련인 프라나야마를 바탕으로 하며 반다를 더한 무드라라는 수행법으로 구성되어있다. 현대에는 요가가 건강과 미용방법으로 활용이 되고 있으며, 20세기에 들어서 전 세계에 하타요가가 활발이 보급되고 있다. 다양한 스포츠와 체조 그리고 무용 등은 하타요가가 다양하게 응용되고 변화된 모습들이다.

만트라 요가 Mantra Yoga

소리로 심신을 정화하는 요가

다양한 형태의 소리의 힘을 이용하여 심신을 정화하는 요가이다. 꼭 요가가 아니더라도 세계 모든 나라, 모든 민족마다 전통적으로 소리의 힘을 이용한 예식과 제례 의식 등이 자연스럽게 발전하고 활용 되어 왔다. 예를 들면 교회나 성당에서의 찬송가나 불교에서의 염불이나 종소리, 북소리, 요령 소리, 풍경 소리, 목탁 소리, 그리고 유교에서의 제사 때 축문 읽는 소리, 샤머니즘에서의 주술 또는 상여 나갈 때의 소리, 살풀이나 한풀이 시의 노래나 소리 등 다양하게 활용되고 있다. 현대에 와서는 소리나 음률(멜로디)의 힘과 중요성이 더욱 부각되었다. 미국이나 유럽의 여러 선진국에서는 음악 치료를 의학 분야에 과학적으로 체계화시켜 다양하게 활용하고 있다. 소리에는 에너지가 있다. 처음 듣는 외국어로 욕을 해도 알아듣기 쉬운 이유가 소리의 파장 때문이다. 좋은 소리를 하면 좋은 파장이 나가게 되고 돌아올 때도 마찬가지로 좋은 파장이 돌아오게 된다. 그래서 만트라 요가는 카르마 요가와 연결해서 생각할 수 있다.

라자 요가와 하타 요가의 관계

파탄잘리는 요가의 동작(아사나)을 정의하기를 'Sthira-sukham asanam(스티라-수캄 아사남)' 즉 '편안하고 안정된 좌법'이라고 하였다. 즉, 라자 요가의 주된 목표가 명상의 대가가 되어 삼매에 이르는 것으로, 그러기 위해서는 다음의 파드마아사나, 수카아사나, 바즈라아사나같은 편안하고 안정된 좌법을 필요로 했다. 그러나 안정된 좌법을 오래 하여 깊은 명상에 들어가기 위해서는 부드러운 관절과 강인한 근육이 뒷받침되어야만 했는데, 단순히 좌법을 오래 유지한다고 될 수 있는 것은 아니었다.

하타 요가에서의 아사나는 단지 쉽고 편안한 좌법이 아니라 여러 다른 방향으로 몸을 구부리거나 비틀고 쭉 뻗어 신체의 긴장과 경직을 부드럽게 풀어주며 강화하는 과정이다. 이러한 아사나 수련 과정을 통해 몸은 유연해지고 편안해져 파탄잘리가 추구하는 깊은 명상으로 들어가는 데 큰 도움이 된다고 볼 수 있다.

이러한 점에서 미루어 볼 때, 하타 요가 방식의 아사나도 궁극적으로는 라자 요가에 유용하다. 즉 부드럽고 편안해진 신체가 마음에 평온함을 가져다주기 때문에 하타 요가와 라자 요가는 불가분의 관계 즉 따로

떼어 생각할 수 없는 관계라고 할 수 있다.

결국 주목할 사실은 우리 신체가 정신과 크게 다르지 않다는 점이다. 빙산이 물의 결정이듯이 신체는 정신이 굳어진 것이다. 빙산이 녹으면 물이 되는 것처럼, 신체 역시 정신으로 변형될 수 있다. 그리하여 요가의 수행 고수들은 하타 요가와 혼합된 높은 단계의 요가 수행을 통해 자신의 몸을 영적으로 승화시켜 삼매(사마디) 단계 우주 의식의 대양으로 몰입되어 들어가는 것이다.

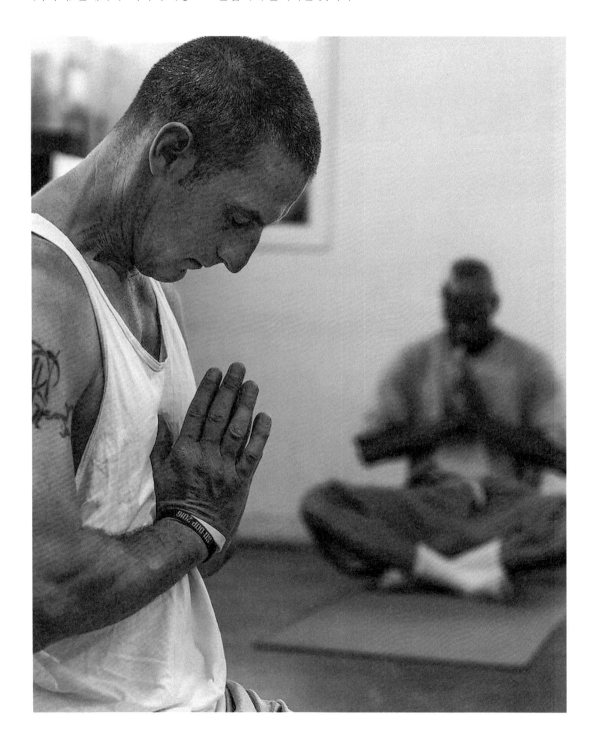

요가의 8단계

경전 <요가 수트라>의 저자 파탄잘리는 몸과 마음의 정화를 위한 라자요가를 8단계로 정리했다. 라자 요가는 우리 몸과 마음의 에너지를 영적인 에너지로 바꾸어 궁극적인 깨달음으로 인도하는 요가 수행 체계 중 하나이다. 라자 요가의 8단계는 야마, 니야마, 아사나, 프라나야마, 프라트야하라, 다라나, 디야나, 사마디이다.

첫 번째, 야마 Yama

야마는 '하지 말아야 할 규범'으로, 비단 요가뿐 아니라 우리 삶의 전반에 영향을 미치는 요가 철학의 기본이다. 야마는 아힘사(ahimsa), 사트야(satya), 아스테야(asteya), 브라마차리아(brahmacharya), 아파리그라하(aparigraha) 총 다섯 가지 규범으로 이루어져 있다.

하나, 아힘사는 비폭력을 지향한다.

비폭력 하면 떠오르는 인물인 인도 민족해방운동의 지도자 간디가 보여준 비폭력 불복종 운동은 아힘사를 제대로 보여준 것이라 할 수 있다. 대중적 불복종운동을 개인적 불복종운동으로 바꾸어 국민회의파의 지도력을 상실했지만, 마하트마(위대한 정신)로 경칭되는 등 국내외적으로 커다란 영향을 미친 것은 분명한 사실이다. 이렇듯 쉽게 아힘사를 생각하면 자연환경을 파괴하지 않거나 생명체에 폭력을 가하지 않는 것으로 생각할 수 있다.

하지만 현재 우리 사회를 생각해보자. 물리적인 폭력뿐 아니라 정신적인 폭력이 수없이 존재한다. 일례로 악플이 그렇다. 직접적으로 누군가에게 폭력을 가하는 것이라고 인지하지 못하는 이들이 많지만, 이는 엄연히 정신적인 폭력 행위다. 그 누구보다도 서로를 존중하고 사랑해주어야 하는 가족, 연인, 친구 혹은 동료 사이에서도 우리는 폭력을 가하고, 그 폭력에 아파하고 있다. 사랑이라는 이유를 붙이지만 그것이 과연 정말 사랑이었을까? 본인이 좋은 마음에서 전했다 한들 상대방이 아프게 받아들이면 그건 폭력이라는 것을 알았으면 한다. 꽃으로도 때리지 말라지 않는가? 사랑을 나누고 좋은 말과 마음만 나누기에도 아까운 순간을 아픔으로 물들이지 말았으면 한다. 아힘사의 큰 뜻은 사랑에 있다고 생각한다. 처음엔 누구나 서투르고 어렵겠지만 처음이 어려울 뿐 행하고 행하다 보면 그 어떤 규범보다도 삶에 녹여내기가 용이할 것이다.

둘, 사트야는 정직을 지향한다.

말과 행동이 정직하면 그 말에 따른 행동과 결과가 일치하여 이루어진다는 것이다. 이를 위해서는 정직하고 진실한 자세로 수련에 임하는 것이 중요하다. 이 사트야를 해석함에 있어 행위와 결과가 일치함을 '우주가 나의 편에서 도울 것'이라고도 표현할 수 있다. 왠지 요즘 낯설지 않은 단어가 등장하는 부분이다. 그들은 이 '우주'를 해석함에 있어서 오류를 범했다고 생각한다. 이 우주는 간절한 바람이 전제가 되어 이루어주는 존재가 아니라 진실과 정직함이 전제가 되어야 하기 때문이다. 바람만이 있고 정직하지 못했으며 그 말과 행동이 과히 불일치했으니 나라의 근간이 송두리째 흔들리는 지금의 사태가 발생한 것이 아닐까 싶다. 진실하지 못함에 그들의 우주가 돕지 못했나 보다. 즉, 뭐든 바라기 전에 진실됨을 우선으로 하자.

셋, 아스테야는 도둑질 하지 말 것을 지향한다.

타인의 것을 탐하지 말고 자신의 노력으로, 자신의 땀의 대가로 살 것을 말하는 것이다. '사촌이 땅을 사면 배가 아프다'는 옛말이 있다. 마음의 부유함을 갖지 못하면 남들이 하면 따라 하고 싶은 마음에 끊임없이 고통 속에 살 수도 있다.

아스테야 또한 아힘사가 그러했듯이 유형의 가치뿐만 아니라 무형의 가치에서도 행해져야 한다고 생각한다. 도둑질을 하지 말라는 것을 단순히 타인의 물건을 훔치지 않는 행동에만 국한하지 말자. 타인의 노력이나 마음 등을 쉽게 여기며 취하지는 않는지 돌이켜보자. 무엇이든 쉽게 취하는 것은 쉽게 놓치게 될 수밖에 없다. 일례로 자신이 읽으면서 감명 깊었던 책 구절과 감명 깊은 책 구절로 편집된 책에서 읽은 구절 중 어느 것이 더 기억에 오래 남을까? 타인이 정리한 후자보다는 본인의 자의가 반영된 전자가 더 기억에 남을 것이다. 이 글 또한 한 번 읽고 지나친다면 본인의 것이 되지 못할 확률이 높다. 야마의 규범에 대한 해석은 개인마다 다를 수 있고 그것은 틀린 것이 아니라 다른 것이니 본인의 생각대로 곱씹어보며 자신만의 야마를 정립해보자.

또한, 사람의 자존감을 훔치지 않았으면 한다. 자아는 하나의 우주다. 그런 우주의 중심에는 자존감이 존재한다. 하여 중심이 흔들리면 우주 전체가 흔들리는 것은 당연지사인데, 불행히도 이 중심을 흔들고 파괴하는 일들이 만연하다. 나의 언어 하나, 행동 하나가 한 우주를 흔들어놓을 수 있다는 것을 마음에 새기고 또 새기면 아스테야를 지킴에 있어 한 걸음 더 다가갈 수 있을 것이다.

넷, 브라마차리아는 금욕과 절제를 지향한다.

진리에 입각한 생각과 행동을 통해 욕구를 절제하고 수행하기를 강조하고 있다. 인간의 욕구가 다양한 만큼 금욕과 절제는 많은 면에서 이루어질 수 있다. 일례로 아사나를 함에 있어서 자신의 한계점을 넘어서려는 시도 등은 건강한 것이지만, 그 시작이 타인에 대한 과시욕에 있다면 그 아사나는 이미 그릇된 것일 테다. 이와 같은 욕구를 절제하고 나 자신의 소리에 귀 기울이며 수련한다면 브라마차리아에서 말하는 것처럼 더 좋은 결과에 이를 수 있을 것이다.

인간의 욕구 중 하나인 성욕 같은 경우, 어린 소녀를 성적 대상화 하는 롤리타콤플렉스나 몰래카메라와 같은 관음증의 소라넷 등의 비뚤어진 욕망이 사회 문제가 되고 있다. 욕구라는 것은 인간이 느끼는 본능이지만 이처럼 바르게 사용되지 못하면 본인 뿐 아니라 사회에도 악이 되는 것이다. 쾌락에 너무 치우치면 빠져나오기도 힘들지만, 더 중요한 것은 내 안의 에너지도 빠져나가게 된다는 것이다. 그러므로 이를 건강하게 발현할 수 있도록 절제와 수련이 필요하다.

다섯, 아파리그라하는 무소유를 지향한다.

무소유라 해서 글자 그대로 아예 소유하지 않는 것이 아니라, 자신에게 필요한 만큼만 원하는 것을 말한다. 물질적으로 너무도 풍요로운 현대 사회에서 아마도 가장 지키기 힘든 덕목 중 하나가 아닐까 싶다. 쌓아두지 말 것을 가르치지만 가지면 가질수록 더 갖고 싶어지고, 갖지 못할 때 참을 수 없는 집착이 생겨나게 된다. 물질적인 것뿐만 아니라 정신적인 집착 또한 너무나 크고 무섭다. 아내가 남편에게, 남편이 아내에게 집착하게 되고 부모가 자식에게 집착하는 등, 아힘사와 비슷하게 사랑이라는 이름으로 하는 집착이 상대에게 주는 상처는 어마어마하다. 뱀처럼 똬리를 튼 그 집착은 파멸과 가까울 뿐이다.

특히 요즘은 SNS의 발달로 타인의 관심이나 시선에 민감해지면서 사람들의 칭찬과 사랑에 집착하는 이른바 '관종(관심 종자)'들이 수없이 생겨나고 있다. SNS 중 하나인 페이스북에는 속칭 '페북 스타'를 꿈꾸며 댓글이나 좋아요 개수에 따라서 엽기적인 행각을 인증해서 올리고, 심지어는 동물을 잔혹하게 고문 살해하는 사진과 영상을 게재하기도 한다. 이는 심각한 사회적인 문제이다. 페북 스타가 불특정 다수의 관심을 갈구했다면 '이별 범죄'는 한 사람의 사랑을 갈구하다가 파멸로 가는 예로 볼 수 있다. 최근 뉴스에서 가장 많이 볼 수 있는 범죄 중 하나가 된 이별 범죄는 헤어진 연인 사이에서 발생하는 범죄를 총칭한다. 사랑의 끝을 인정하지 못하고 자신이 가지지 못하게 된 것에 대한 집착으로 상해, 급기야는 살인까지도 저지르는 이별 범죄가 급증했다. 이러한 이별 범죄를 예방하고자 하는 마음에 '안전 이별'이란 말이 생기고 '안전 이별법'을 공유한다고 하니 이별 범죄가 사회에 미치고 있는 악영향을 가늠할 만하다.

페북 스타와 이별 범죄 등의 극단적인 예 뿐만 아니라, 우리는 대부분 지금 가진 것 그 이상을 갈망하고 현실에 아쉬움을 갖는다. 흙수저는 은수저를, 은수저는 금수저를, 금수저는 또 그 이상의 수저를 바라는 것이다. 그러나 많이 갖는다고 해서 무소유에 다가갈 수 있는 것이 아니다. 타인과 비교하거나 집착하지 않고 온전히 내 것에 만족하고, 그 이상은 부족한 사람과 나눌 수 있는 나만의 선을 찾기 위해 노력해야 할 것이다.

두 번째, 니야마 Niyama

니야마는 나 자신의 내면과 몸을 수련하는 것에 대한 지침이다. 야마와 니야마는 요가의 기본 철학으로 조금 다른 방향으로 우리에게 수련의 길을 제시한다. 야마가 외적인 관계를 맺고 삶의 전반에 영향을 미치는 것에 대한 규범이라면, 니야마는 개인의 몸과 마음을 정화하고자 할 때 지켜야 하는 권장 사항으로 사우차(saucha), 산토샤(santosha), 타파스(tapas), 스바디야야(svadhyaya), 이쉬바라 프라니다나(ishvara pranidhana) 총 다섯 가지로 이루어져 있다.

하나, 사우차는 순수와 청결 등 정화됨을 의미하여 깨끗이 정화된 신체, 착한 마음을 이야기한다.

신체 외부는 깨끗이 씻어 청결을 유지하고, 내부는 크리야나 식습관의 개선을 통해 정화할 수 있으며, 에너지는 호흡을 통해서 안정을 찾도록 정화한다. 감정의 경우 누구나 부정적인 감정을 본능적으로 느낄 수 있지만, 부정적인 감정은 독이 되므로 근본적으로 제거하기 위해 노력하며, 감정이 쌓이고 쌓인 마음은 명상을 통해서 정화하도록 한다. 이 같은 사우차의 과정을 통해 정화된 몸과 마음으로 수련하면 신체와 정신이 조화를 이루게 되고, 에너지가 막힘없이 흐르는 데 도움이 된다.

둘, 산토샤는 만족감, 즉 필요한 것 이상을 원하지 않고 가진 것에 감사하는 것을 뜻한다.

만족감은 절대 외부에서 찾을 수 없다. 마음에서 찾아야 한다. 그렇기에 육체적으로 과장된 행복이나 쾌락을 추구하려 하면 절대 만족감을 얻을 수 없다. 우리의 삶은 긍정적인 일이 가득하기도 하고, 때로는 부정적인 일들로 가득 차기도 한다. 요가를 수련하는 사람은 이런 변화에 휘둘리지 않고, 현재 내가 가진 것이나 내가 처한 어떠한 상황에 만족할 수 있어야만 한다. 감정적으로 안정을 찾게 되면, 부정적인 상황에 부닥쳤을 때 다급하게 문제점을 해결하려 하기보다 그 상황을 받아들이고 회피하려 하지 않을 것이고, 긍정적인 상황에서는 그 행복이 사라지지 않게 꼭 붙잡으려 초조해하지도 않기 때문에, 어떠한 상황에서도 만족감을 쉬이 느낄 수 있게 된다. 이처럼 모든 것을 그대로 받아들이기 시작하면 그 이상에 대한 필요를 느끼지 않게 되고, 가진 것에 대한 고마움을 느끼게 되어 이미 가진 것만으로도 충분하다는 것을 알게 된다. 예를 들어, 회사에서 해고 통지를 받았을 때, 해고라는 상황에 집중하여 슬픔과 배신감 등 부정적인 감정에 휩싸여서 한탄하기보다는, 해고를 피하지 않고 받아들이며 해고를 통해 얻은 현재의 여유에 집중하도록 한다. 여유 시간에 휴가를 즐길 수 있고, 가족과 함께할 시간이 늘어나며, 더 좋은 회사로 이직할 가능성이 생기긴다는 것 등 긍정적인 효과로 만족감을 얻는 것이다.

결국, 성공한 삶과 성공하지 못한 삶은 자신이 얼마나 많은 것을 소유하고 있는가가 아니라 그러한 욕망으로부터 얼마나 자유로운가로 판단할 수 있는 것이다.

셋, 타파스는 열, 태워짐을 의미하며 고된 수행이나 노력을 뜻한다.

타파스를 크게 나누면 육체적, 언어적, 정신적 고행 이 세 가지 형태로 볼 수 있다. 육체적 고행은 금식을 하고, 육체적인 고통을 견디고, 불편함을 참아내는 것이다. 언어적 고행은 침묵 수행(모우나)을 하고, 건설적이고 진실한 말만 하는 것이다. 마지막으로 정신적 고행은 부정적인 생각을 긍정적으로 바꾸고, 분노와 미움을 이겨내고, 불평하지 않고, 모욕과 무례를 참아내고, 평온한 마음을 갖기 위해 노력하는 것이다.

타파스는 산토샤를 보완하기 위한 수행법 중 하나라고 할 수 있다. 타파스는 우리가 만족에 도달할 수 있는 좀 더 구체적인 방법을 제공한다. 어떤 물질이 불과 결합하면 형태나 성질 자체가 변하듯이 우리의 신체, 정신, 에너지도 수련을 통해 열을 내며 변화한다. 예를 들어, 우리가 아사나를 행하면 몸에서 열기가 발생하게 된다. 수련을 통한 육체적인 열기는 땀으로 발화하여 신체의 노폐물을 정화하고, 더불어 정신까지 맑아지게 한다. 맑아진 정신은 에너지와 감정이 어느 한쪽에 치우치지 않게 도우니 산토샤를 수련하는 데 있어서 도움이 된다.

또한, 타파스는 불타오르는 집중을 의미하기도 한다. 가장 위대한 고행, 가장 숭고한 형태의 고행으로 꼽

자면 명상을 이야기할 수 있다. 마음은 근육과 같다. 근육은 힘들게 운동할 때 강인해진다. 마찬가지로 마음도 강인해지기 위해서는 힘든 시간이 필요하다. 최선을 다해 요가 수련을 한다면 그것이 타파스를 행하는 좋은 방법이라 할 수 있을 것이다.

넷, 스바디야야는 학습, 자기 탐구를 의미한다.

숭고한 정신이 담긴 글을 읽으면 작가의 지혜와 지식을 받아들이게 된다. 지혜의 말씀은 힘든 시기에 가장 가까운 친구나 이상적인 스승의 역할을 할 수 있다. 성인이나 현인이 쓴 숭고한 정신이 담겨있는 작품을 읽으면 정신적인 가치를 깨닫게 되고 긍적적으로 생각할 수 있게 된다.

만트라를 반복하는 것도 스바디야야에 포함된다. 만트라를 반복하면 마음이 한 단계 고양되고, 의심이 사라지고, 부정적인 생각들이 없어진다. 그뿐만 아니라 새로운 인상을 만들어낼 수도 있고, 집중에 도움이 되며, 믿음이 강해지며, 마음이 맑아지게 된다.

스바디야야 또한 타파스와 같이 가장 중요한 수련은 무엇보다도 내면을 바라볼 수 있는 명상에 있다. 아사나, 차크라, 호흡 등을 통해서 점차 자신을 알아가고, 더 가까워지며, 관찰하고 주시하는 능력이 향상되어 결국에는 명상을 통해 온전한 나 자신을 바라볼 수 있게 되는 것이다.

다섯, 이쉬바라 프라니다나는 신에 대한 헌신을 뜻한다.

이는 '이쉬바라(ishvara)'와 '프라니다나(pranidhana)'의 합성어로 이쉬바라는 '최고의 존재, 하나님, 참된 자아' 등을 뜻하고 프라니다나는 '고정'을 의미한다. 여기서 우리는 이쉬바라에 대해 생각해볼 필요가 있다. 이쉬바라를 보통 하나님이나 신으로 생각하고 요가를 종교적으로 여겨서 반감을 갖는 사람들도 있다. 그러나 여기서 말하는 신은 하늘 위에서 우리를 바라보고 있는 신으로만 생각할 게 아니라 보다 고차원적인 의식이나 더 큰 힘 등 신성한 어떤 것으로 인지하는 게 나을 것이다. 요가에서 스승이라는 의미의 '구루'는 신과 같은 존재라는 의미도 있다. 결국, 큰 깨달음을 얻은 자를 의미하는 것이다.

고대 요가에서는 분명 요가를 신에게 바치는 헌신이나 제례 등으로 생각하기도 했지만, 현대에 와서는 꼭 '신'이란 단어에 갇혀있을 필요는 없다. 그렇기 때문에 요가는 종교적으로 배척하지 않고, 개개인의 신념에 따른 신이나 우주를 모두 존중하고 배려한다. 요가는 모두가 하나의 신이나 우주를 따르고 믿기를 강요하지 않는 것이다. 즉, 우리는 모두 각자가 하나의 우주이며 신이 될 수 있다. 그래서 이쉬바라 프라니다나를 수련하여 우주와 신에 대해 깨우치게 되면, 우주는 근본적으로 부족함이 없으므로 우리는 사실 부족함 없이 모두가 만족하고 행복으로 충만한 삶을 살 수 있다는 것을 알게 된다.

세 번째, 아사나 Asana

아사나는 요가의 신체적 수행을 의미한다.

> **"Sthiram-sukham-asanam(스티람-수캄-아사남); 요가의 자세는 안정적이며 쾌적해야 한다."**
> — <요가 수트라> 2장 16절

파탄잘리는 <요가 수트라>에서 위와 같이 간단하게 아사나에 대한 정의를 내렸다. 안정적이고 쾌적한 상태는 결국 신체의 편안한 상태뿐만 아니라, 정신적으로 평온한 상태를 포함하는 것이다. 더욱 깊은 명상을 위하여 고안된 방편들이 요가 자세 즉, 아사나이다.

라자 요가에서의 아사나가 앉아서 수행하는 편안하고 안정된 자세라면, 하타 요가에서의 아사나는 보다 역동적인 의미로 다가온다.

하타 요가에서는 아사나에 좀 더 많은 의미를 부여하여 신체의 모든 부위를 고르게 활용함으로써 심신의 균형을 찾고자 하였다. 여기서 '하(ha)'는 '태양'을, '타(tha)'는 '달'을 의미하고, '요가(yoga)'는 결합을 의미하니 하타 요가란 곧 음양의 기운을 조화롭게 결합하는 방법이라고 할 수 있다. 요가 생리학에서는 이 음양의 기운이 각각의 통로인 이다 나디와 핑갈라 나디를 통해서 내부로 흐른다고 설명하고 있다. 하타 요가에서 수련의 궁극적인 목표는 음양 에너지의 합일을 통해 척추 중앙의 엔진 통로인 수슘나 나디를 열고, 이를 따라 기저부에 잠들어있는 쿤달리니 샥티를 깨워 상승시키는 것에 있다.

아사나의 수련은 육체에 흐르는 중요한 통로에 의식을 집중하고 기운 즉, 프라나를 조절하여 에너지의 각성을 이루기 위한 과정이라고 볼 수 있다. 하타 요가는 육체적인 수련을 통해 정신을 조절할 수 있다고 생각한다. 몸이 경직되면 마음도 경직되고, 아사나를 통해서 몸을 유연하게 만들면 정신도 유연해질 수 있다는 게 하타 요가에서의 아사나이다.

아사나 수련 준비

아사나 수련을 위해 좋은 준비 조건들이 있다. 첫째, 장소. 깨끗하고 조용하며 환기가 잘 되는 곳이 좋고 지면이 평평한 곳이 좋다. 야외에서의 수련도 매우 좋은데 되도록 평평한 곳을 찾도록 한다. 그리고 전자 제품이 없는 곳이 좋으며, 있다면 전원을 끄는 것이 좋다. 전자파가 프라나 에너지의 움직임을 방해할 수 있기 때문이다. 둘째, 시간. 피해야 할 시간은 식후이다. 위장에 음식물이 있는 상태에서 아사나 수련을 하게 될 경우 에너지를 소화에 뺏기는 양이 많아서, 소화와 아사나 두 마리 토끼를 모두 놓치게 된다. 가장 좋은 시간은 육체와 마음 모두 비어있는 기상 직후이다. 셋째, 식이. 앞서 말했듯이 수련 시간과도 밀접한 관련이 있다. 아사나 수련 시에는 위장이 깨끗이 비어있는 것이 좋은데, 이를 위해서는 식후 최소 2시간 뒤에 수련하는 것이 좋으며, 최적의 상태는 기상 직후나 식후 4시간 정도 지났을 때다. 넷째, 청결. 니야마의 사우차가 이에 해당한다. 사우차는 순수와 청결 등 정화됨을 의미하여 깨끗이 정화된 신체, 착한 마음 등이 해당한다. 신체 외부는 깨끗이 씻어 청결을 유지하고 내부는 크리야나 식습관의 개선을 통해 정화할 수 있으며, 에너지는 호흡을 통해서 안정을 찾도록 정화한다. 다섯째, 감정. 감정의 경우 누구나 부정적인 감정을 본능적으로 느낄 수 있지만, 부정적인 감정은 독이 되므로 근본적으로 제거하기 위해 노력하며, 감정이 쌓이고 쌓인 마음은 명상을 통해서 정화하도록 한다. 이 같은 사우차의 과정을 통해 정화된 몸과 마음으로 수련하면 신체와 정신이 조화를 이루게 되고, 에너지가 막힘없이 흐르는 데 도움이 된다. 마음가짐. 나 자신을 계속 바라보는 것이 선행되어야 한다. 특히 여럿이 수련할 때 타인에 대한 관심을 두는 순간 내 의식은 다 흐트러지게 될 것이다. 요가원에서 수련할 때 많은 이들이 범하는 실수다. 타인이 아닌 오로지 나 자신에게 집중하고, 욕심이나 자만심 등이 자라나지 않게 한다. 선생님과 함께 수련할 때는 선생님의 지시에 귀를 기울여야 하는 것 또한 물론이다. 생각보다 많은 이들이 이 또한 지키지 않는다. 그날그날의 지시 사항이 다를 수 있음에도 불구하고, 지시어가 아닌 내 생각으로 아사나를 취하는 것이다. 나에게 집중한다는 것은 내 동작과 의식에 집중하는 것이지 선생님의 지시를 어기라는 의미가 아님을 명심해야 할 것이다. 마지막으로, 호흡. 호흡은 특별한 경우를 제외하고서는 코를 이용한 호흡을 주로 한다.

본격적인 아사나 수련

아사나 수련을 위한 준비 과정을 모두 마쳤다면 이제 본격적으로 수련을 할 차례이다. 경전에 의하면 아사나는 7~8만여 개가 존재한다고 한다. 이를 다 소화해내려면 한평생이 걸려도 모자랄 수 있는 어마어마한 개수다. 하여 많은 수련자가 이를 간소화하여 지금에 이르렀다. 아사나를 제대로 이해하려면 자신이 직접 자세를 취하며 효과를 체험해야 한다. 아사나는 일반 운동처럼 격렬해서는 안 되며, 깊은 호흡과 함께 부드럽게 취해야 한다. 이러한 부드러운 움직임을 통해 몸에 대한 의식과 통제력을 일깨우게 될 뿐만 아니라, 공포심이나 불안감으로부터 해방되고, 평온함을 느끼게 되는 정신적 효과도 느낄 수 있다. 일련의 요가 수행을 마친 뒤에는 에너지의 충만함, 몸과 마음이 안정됨을 느낄 것이다.

아사나는 다른 운동과 달리 3단계의 과정이 있다. 1단계는 자세를 취하는 것, 2단계는 자세를 유지하는 것, 3단계는 다시 그 자세를 푸는 것이다. 진정한 아사나는 그 자세에서 '움직이지 않고 얼마 동안 유지하는가'에 있다. 자세를 잡고 나면 움직이지 않도록 유의하고 호흡은 느리게 하며 정신을 집중해서 유지해야 한다. 근육의 힘이 빠질 때까지 기다려주면 더 완전한 아사나가 완성될 수 있다. 아사나를 유지할 때는 버틸 힘이 있으면 버텨야 한다. 이렇듯 오랜 시간 유지하고 나면 완전한 편안함을 느낄 수 있게 되고, 좀 더 어려운 변형 자세로 바꿀 수 있다. 또한, 생각과 마음이 달라진다. 사실 우리가 수련할 때 오래 유지하지 못하는 이유는 몸이 힘들어서이기도 하지만 대부분은 마음에서 오는 고통이 더 크게 작용해서다. 이 정도면 충분하다는 타협점을 마음에 갖게 된다면 더 이상 자세를 유지하기 어려워진다. 이렇듯 고통이 찾아올 때는 타협점을 찾지 말고 다시 한번 마음을 다잡으면 자세를 유지할 수 있다. 순간순간 마음을 살펴보자. 자세를 풀때는 몸에 무리가 가지 않게 천천히 부드럽게 풀어준다.

이렇듯 아사나를 수련하고 나면 아사나를 통해 우리 몸의 변화를 느낄 수 있다. 척추와 관절의 유연성이 향상되고, 내분비선, 내장 기관이 부드럽게 마사지된다. 요가를 시작한 지 얼마 되지 않은 초보자는 육체적인 변화만을 느끼게 되지만, 숙련자는 에너지의 흐름을 차츰 느낄 수 있다. 처음부터 느끼기는 어렵다. 급하게 하루아침에 변하겠다는 태도는 요가 수련에 도움이 되지 않는다. 굳은 몸, 불균형 등이 하루아침에 만들어진 것은 아닐 터. 균형을 찾아가는 데도 시간이 걸림을 인정하고 받아들인다면, 아사나를 통해 얻을 수 있는 효과는 극대화될 것이다.

네 번째, 프라나야마 Pranayama

삶에서의 호흡, 아기가 처음 태어나면 울음으로 시작한다. 엄마의 뱃속에서 나와 엉덩이를 맞는 순간 아기는 '앙' 하고 울음을 터뜨리게 된다. 새 생명의 탄생을 알리는 이 울음은 숨을 쉬기 위함이다. 호흡은 충분히 비워내야 많이 마실 수 있다. 아기는 울음을 터뜨리면서 한꺼번에 숨을 내뿜고 다시 숨이 들어오면서 세상과의 관계를 맺게 된다. 마지막 삶을 마무리하는 순간 우리는 이야기한다. "숨을 거두셨습니다." 그렇게 우리는 마지막 순간 호흡을 멈추게 되고 세상과의 관계는 끝을 맺게 된다. 생명 현상을 우리는 숨을 쉬는 것으로 시작하고 숨을 멈추는 것으로 끝낸다. 이렇듯 숨은 우리 삶의 시작에서도, 삶의 마지막에서도 그 어떤 것보다 먼저 만나고 그 어떤 것보다 끝까지 함께, 그렇게 늘 곁에서 함께하게 된다.

> "Chale vate chalam chittam(찰레 바테 찰람 칫탐); 숨이 움직이면 마음이 움직인다."
> ― 〈하타 요가 프라디피카〉 2.2

이 말을 다르게 표현하면 '마음이 움직일 때도 숨은 움직인다'라고 할 수 있다. 화를 냈을 때를 생각해보자. 1분 동안 들숨과 날숨의 수가 엄청나게 많아지게 된다. 호흡이 빨라진 것이다. 반면 마음이 평온해지면 호흡도 느려지고 편안해진다. 잘 자고 눈을 뜬 아침과 일을 마치고 난 저녁 시간을 비교해보면 그 차이를 알 수 있다. 온종일 일을 하고, 사람들과 관계 속에서 스트레스를 받고, 긴장 상태 속에서 지내고 난 저녁의 호흡은 자고 일어난 아침의 호흡에 비해 빠른 것을 느낄 수 있다. 호흡은 이렇게 우리의 마음을 표현하고 밖으로 드러나게 하는, 우리의 의식을 나르는 도구이다.

그 호흡의 기술, 즉 프라나야마―프라나(prana); 생명의 기운, 아야마(ayama); 확대, 확장―는 생명의 기운인 프라나를 실어 나르는 방법이다. 요가 생리학에서는 이 프라나가 흐르는 통로를 나디라고 부르는데, 나디가 막히거나 손상되면 육체는 경직되고, 손상이 지속되면 독소가 축적되어 질병을 일으키게 된다고 본다. 그만큼 요가의 호흡법은 모든 요가 동작의 바탕이 되는 중요한 요소이다.

일반적으로 육체와 정신을 별개로 생각하지만, 요가에서는 하나를 일컫는 두 개의 다른 이름일 뿐이다. 육체는 정신을 담는 그릇이고, 정신은 보이지 않는 몸이라고 본다. 요가 수행의 목적은 육체적인 기운과 감정, 의식, 그리고 영적인 차원들이 온전히 조화로운 가운데 자기 존재를 우주적 절대상과 합일하려는 데 있다. 요가 자세의 수행은 깊은 호흡을 매개로 하여 심신이 하나가 됨을 경험하고, 자기 존재에 대한 인식의 깊이를 확장하기 위한 체계로 이해되어야 한다. 요가 아사나 실행 과정에서는 언제나 코를 통하여 숨을 자연스럽게 마시고 내쉬어야 한다. 내부로는 기운의 저장소이자 확산의 중심점인 차크라의 흐름을 원활하게 하고, 호흡을 제어함으로써 정신적인 집중 에너지가 외부로 향하지 않게 한다. 집중 의식 이외에 산란한 감정과 혼란스러움이 끼어들지 않도록 아사나의 수행 속에 의식을 묶는 수단이 호흡이다.

> "몸 안으로 들고 나는 호흡이 잡히면 마음도 잡힐 수 있다."
> ― 〈하타 요가 프라디피카〉

마음은 불안정하므로 집중을 유지하는 것은 매우 어려운 일이다. 마음을 제자리에 고정하고 집중을 유지하려면 프라나야마가 필수적이다. 요가 아사나를 수행할 때 프라나야마의 본질을 바르게 알고 수련해야 한다. 프라나야마는 레차카(rechaka; 숨 내쉬기)와 푸라카(puraka; 숨 마시기), 쿰바카(kumbaka; 숨 참기)의 3가지 요소로 구성되어 있다. 이 3가지 요소의 프라나야마는 3가지 반다—물라 반다, 웃디야나 반다, 잘란다라 반다—와 결합해 규칙에 맞게 행해진 수행법만이 정확한 프라나야마라고 불릴 수 있다.

프라나야마 수련법 6가지

프라나야마에는 여러 가지 종류가 있다. 하타 요가에서는 수천 가지 프라나야마 수련법이 있다고 하고, 위대한 철학자 스리 샹카라차리아는 천 가지 프라나야마와 그 방법들에 대해 설명하고 있지만 스와트마라마는 여덟 가지만을 말하고 있다.

> "수리야베다나(suryabhedana), 우짜이(ujjayi), 싯카리(sitkari),
> 쉬탈리(shitali), 바스트리카(bhastika),브라마리(bhramari), 무르차(murchha),
> 플라비니(Plavini)가 여덟 가지 쿰바카(kumbhaka)이다."
> ― 〈하타 요가 프라디피카〉 2.44

여기서는 6가지 프라나야마 수련법에 대해 설명하고자 한다.

1. 카팔라바티(kapalabhati): '두개골의 정화'라는 의미를 지닌다. 강제로 숨을 쉼으로써 폐의 나쁜 공기를 배출시키고 산소를 가득 차게 하여 호흡기를 깨끗하게 해주는 훌륭한 수행법이다. '마시기'와 '내쉬기'로 이루어지며 마지막으로 숨을 한 번 멈추는 과정으로 되어있다. 숨을 들이쉴 때는 근육은 이완되며 폐에 공기가 가득 찬다. 내쉬는 호흡은 짧고 강하게 하며, 마시는 호흡은 길고 조용하다.

2. 브라마리(bhramari): 안전하고 배우기 쉬우면서도 치료 효과가 굉장히 큰 호흡이다. 내쉬는 호흡이 부교감신경을 활성화하여 긴장감이나 불안감을 해소해준다. 특히 브라마리 호흡은 명상 시 집중하지 못하는 사람들에게 '윙' 소리로 생각 고리를 끊을 수 있게 도움을 준다. 양쪽 콧구멍으로 들이쉴 때 성대를 약간 닫아 코 고는 소리를 내고, 내쉴 때는 벌이 윙윙거리는 소리를 내면서 천천히 내쉰다. 숨을 길게 내쉬는 훈련은 출산을 앞둔 임산부에게 매우 유익하다. 허밍 호흡이라고 알려질 만큼 목소리를 깨끗하고 부드럽게 만든다.

3. 우짜이(ujjayi): 신경계통과 소화기계통을 강화해주며 가래나 담을 제거한다. 우짜이나 수리야베다는 몸을 따뜻하게 하는 호흡법으로, 내쉬는 호흡은 왼쪽 콧구멍만 사용한다. 양쪽 콧구멍으로 숨을 들이쉬고 성문을 조금 닫는다. 이때 약간 흐느끼는 소리가 나며, 공기는 코로 새어 나간다. 숨을 멈추고 잘란다라 반다와 물라 반다를 행한다. 우짜이 호흡은 폐 전체를 이용하는 호흡법으로 폐활량을 늘려주고 요가 아사나를

할 때 몸을 최적의 상태로 만들어준다.

4. 쉬탈리(shitali): 혀를 밖으로 약간 내밀고 동그랗게 '빨대' 모양으로 말아 숨을 빨아들인다. 입을 다물고 숨을 멈춘 다음 코로 천천히 내쉰다. 혀를 동그랗게 말 수 없을 때는 혀를 입술 사이로 약간 내밀고 그 사이로 공기를 빨아들인다.

5. 싯카리(sitkari): 싯카리와 쉬탈리는 입으로 숨 쉬는 흔치 않은 호흡법이다. 싯카리에서는 혀끝으로 입천장을 누르고 천천히 '쉿잇' 소리를 내며 마신다. 최대한 길게 멈춘 다음 코로 천천히 내쉰다. 싯카리와 쉬탈리는 몸을 차게 해주고, 배고픔과 갈증을 덜어준다. 그러므로 더운 날씨나 단식을 할 때 매우 유용하다.

6. 아누로마 빌로마(anuloma viloma): 기운이 통하는 나디의 통로를 모두 정화하는 의미를 가진다. 오른쪽과 왼쪽의 콧구멍을 번갈아 막고 열며 숨을 마시고 반대쪽으로 내쉰 후 다시 내쉬었던 콧구멍으로만 마시고 반대쪽 콧구멍을 열어 내쉬기를 반복하는 교대 호흡 혹은 교호 호흡이라고 부르는 방법이다. 양쪽 콧구멍을 교대로 이용하며 숨을 쉬는 이 호흡법에서는 한쪽 콧구멍을 이용하여 숨을 들이쉰 다음 잠시 숨을 참은 뒤 다른 쪽 콧구멍으로 숨을 내쉬며 이때 시간 비율은 2:8:4로 한다.

프라나야마는 그냥 의지력에 의해서 수행되는 것은 아니다. 사냥을 할 때를 생각해보자. 무조건 끝까지 따라가서는 잡기 어려운 경우가 있다. 하지만 덫을 놓거나 무언가로 유도를 하여 살살 달래다 보면 잡을 수 있게 된다. 마찬가지로 프라나야마는 갈망한다고 강요에 의해 이루어지는 것이 아니다. 단순히 연습하는 과정을 넘어 겸손을 배우고 받아들이는 수용력이 필요하다. 경전을 읽으며 호흡법만 익혀서는 제대로 된 프라나야마를 수행하기 어렵기 때문에 꼭 구루, 즉 스승의 지도를 받으며 수련해야 한다. 한 숨, 한 숨, 정성스럽게.

다섯 번째, 프라트야하라 Pratyahara

우리가 갖고 있는 대부분의 에너지를 어디에서 소비하고 있을까? 질문이 어려울 수 있다. 좀 더 쉽게 이야기해보자. 우리는 일어나서 출근하기 전에 오늘은 어떤 옷을 입고 어떻게 머리를 손질해서 좀 더 멋진 모습으로 출근할까 고민하고 생각한다. 분명 스스로 만족감을 위해 나 자신을 꾸미고 가꾸는 일을 할 수도 있다. 하지만 가만히 생각해보면 우리는 늘 자신의 이미지가 타인에게 어떤 모습으로 비치는지에 대한 고민을 하며 살아가고 있다. 사람들이 나를 어떻게 생각하고 인식하는지가 걱정인 것이다. 지금 나의 소중한 에너지가 밖으로 새어 나가는 것을 모르는 채…
우리가 자신을 돌볼 필요가 없다거나 우리의 표면을 아름답게 가꾸지 말라는 것을 의미하는 것은 아니다. 지금 소중한 나의 에너지를 내부를 들여다보는 것에는 쓰지 않고 세상 밖으로 돌려 낭비하고 있는 것은 아닌지 생각해보라는 것이다. 집중력! 그 집중력을 밖이 아닌 내 안으로 끌어들이기 위한 프라트야하라!

> **"감각, 그리고 그 감각에 따른 물체와 관련된 마음은 분리될 수 없이 견고하여 지배하기 힘들다.**
> **그런데 의지력으로 그것을 정지시키는 일을 가리켜 프라트야하라라고 한다. 프라트야하라를 수행하면**
> **수행자는 침착해지고 더 깊이 집중할 수 있다. 프라트야하라가 그를 참된 요가의 길로 이끌어준다."**
> — 〈루드라야말라 탄트라〉 제2부 27. 28~30

'프라트야하라(pratyahara)'는 산스크리트어로 '감각의 제어'를 의미한다. 아쉬탕가 요가 8단계에서 외적인 요소인 야마, 니야마, 아사나, 프라나야마에서 내적인 요소 프라트야하라, 다라나, 디야나, 사마디로의 전환을 하는 가교 역할을 하기 때문이다. 고유 감각이나 외부의 환경으로 향하는 집중을 차단하고 내부로 끌어들임으로써 보다 깊은 요가 수련을 가능케 해준다.

프라트야하라 수련법 4가지

밖으로 나가는 나의 본질(내면)을 외부로부터 차단하는 방법, 감각을 내면으로 끌어들이는 프라트야하라의 수련법을 알아보자.

1. 드리시티(drishiti): 산스크리트어로 '바라보는 방향, 시선, 응시점'을 의미하고, 영어의 표현인 '집중해서 바라보는 응시점(fucused gaze)'으로는 정확한 의미를 전달하기가 어려워 드리시티란 용어를 그대로 사용한다. 드리시티의 좁은 의미로는 요가 아사나 혹은 빈야사를 취할 때마다 내 시선을 동작의 방향에 맞춰서 고정하는 것을 말한다. 조금 더 포괄적인 의미로 다가간다면, 외적 시선 처리를 통해 의식과 에너지를 한곳으로 모아 내적인 바라봄을 깨우기 위한 과정이라고 할 수 있다.

요가에서 드리시티는 9개가 존재한다. 각 아사나마다 정해진 드리시티가 있지만, 방대한 양의 아사나의 개수 때문에 모든 아사나의 드리시티를 기억하는 것은 불가능에 가깝다. 그렇기 때문에 정확한 드리시티를 접목하는 것이 어렵다면 코끝 드리시티를 유지하기를 권한다. 아사나에 따른 드리시티는 수련의 기간이 길어질수록 자연스럽게 터득할 수 있을 것이고, 드리시티에 따른 집중을 더욱 높일 수 있을 것이다.

9가지 드리시티

① 코끝: 나사그라이 드리시티(nasagra drishti)

② 하늘 쪽으로: 우르드바(urdhva) 혹은 안타라 드리시티(antara drishti)

③ 엄지 손끝: 앙구스타 드리시티(angusthamadhye drishti)

④ 중지 손끝: 하스타 드리시티(hastagra drishti)

⑤ 오른쪽으로: 파르스바 드리시티(parsva drishti)

⑥ 왼쪽으로: 파르스바 드리시티(parsva drishti)

⑦ 배꼽: 나비 드리시티(nabi drishti)

⑧ 발끝: 파다그라이 드리시티(padagra drishti)

⑨ 미간, 제3의 눈: 브루마드야 드리시티(brumadya drishti)

요가에만 드리시티가 존재하는 것은 아니다. 우리의 삶에도 드리시티는 존재한다. 낚시꾼들에게 낚시의 좋은 이유를 꼽으라면 빠지지 않는 이유가 수심에 드리운 찌를 응시하고 있으면 모든 근심 걱정이 사라짐은 물론, 참고 기다리면서 마음의 여유도 느낄 수 있기 때문이라고 한다. 여기서는 찌가 드리시티인 것이다.

2. 얀트라(yantra): 산스크리트어로는 '기계, 기구'라는 뜻을 지니고 있다. 사원이나 집에서 신을 숭배하거나 명상을 하기 위해 사용한다. 중심점인 빈두에서 시작하여 삼각형, 원형, 육각형, 팔각형 및 상징적인 연꽃잎을 포함하여 중심에서 동심원으로 방사되는 여러 기하학 모양을 가지고 있다. 미적인 이유로 성전 마루 장식으로 사용되기도 하지만, 세심하게 얀트라를 완성하는 과정에서 밖으로 뻗쳐있는 에너지를 내 안으로 모아낸다. 분명 차이가 있겠지만, 예전 우리네 조상들의 삶에서도 비슷한 양상을 찾을 수 있다. 여성들이 해야 할 의무 중 하나가 '수놓기'였다. 보수적인 세상에서 밖으로 에너지가 새어 나가지 않도록 여성들에게 수놓기를 당연한 의무처럼 여기게 했던 것은 아니었을까? 수놓기에 집중하면서 몸속에 담겨있는 에너지를 분출하지 않게 만들 수 있었다고 생각한다.

3. 만트라(mantra): 산스크리트어로는 '진언, 진실'이라 해석할 수 있다. 요가에서는 원래 '마음을 보호함'이라는 뜻을 가진 말로 수행 시 잡념을 없애고 수행자의 주의력과 집중력을 높이기 위한 방편으로 사용되었다. 주문과 같이 특정한 의미를 가진 만트라를 되풀이해 외움으로써 주의력을 향상시키고, 명상 시 잡다하고 유해한 생각이 마음속에 들지 못하도록 보호하여 깊은 내적 고요 상태에 도달하기 쉽게 만드는 데 사용한다.

사실 소리나 음악을 통해 집중의 상태로 이끌어내는 것은 현재 연구로도 많이 이루어지고 있다. 최근 영국일간 데일리메일은 노래를 들으면 뇌의 인지 및 학습 능력에 도움이 된다는 의견을 보도했다. 런던 임상심리학자 엠마 그레이 박사는 음원 사이트인 스포티파이의 의뢰를 받아 음악과 학습의 상관관계에 대한 연구를 진행한 결과 학생들의 수학 성적이 평균적으로 12% 증가한다는 것을 밝혀냈다. 음악이 아이들이 에너지를 한 곳으로 모을 수 있게 해준 것이다.

4. 호흡: 프라나야마(호흡법) 수련을 하면서 의식과 마음을 호흡에 집중하는 과정을 통해 프라트야하라 수행이 좀 더 빠르게 발전할 수 있다. 분명 여기서 소개한 내용이 아니더라도 외부의 환경으로 향하는 집중을 차단하고 내부로 끌어들일 수 있는 프라트야하라 수행법은 더 많을 수 있다. 또한, 나만의 방법이 있을수도 있을 것이다. 만약, 어떠한 수행도 하고 있지 않다면 지금 이 순간부터 해보는 것은 어떨까? 프라트야하라 단계가 잘되고 있다면, 지금 나는 요가 수행자로서 첫발을 내디디고 있는 것이다. 지금 나는 내 마음의 움직임을 다스리고 있으니까!

여섯 번째, 다라나 Dharana

아마 카페를 간 적이 있을 것이다. 주위를 둘러보았을 때 다들 무엇을 하고 있던가? 혹시 많은 이가 핸드폰을 보고 있지 않는가? 혼자 카페를 찾은 사람들은 물론이고, 누군가와 동행한 이들 중에도 대화를 하기보다 각자의 핸드폰에 집중하고 있는 모습을 종종 볼 수 있을 것이다. 친구를 만나서 대화 없이 자신의 핸드폰으로 인터넷 검색을 하고, 산책을 하면서 오롯이 자연을 즐기지 못하고 머릿속으로는 일을 생각하거나 전화 통화를 하고, 무엇을 먹고 있으면서도 먹는 것에 집중하지 못하고 인터넷 검색을 하는 것. 이건 다른 누군가의 이야기가 아니라 우리의 이야기일 것이다.

온종일 다라나 상태에 있는 것이 이상적이라 할 수 있겠지만, 현대인의 삶은 TV에서 시작해 각종 SNS, 인터넷 등 끊임없이 빠른 속도로 몰아치는 정보들 때문에 늘 마음이 불안하다. 그래서 우리는 산만함에 익숙해져 집중하기 어렵게 된다. 또한, 인생을 살아가면서 바쁜 상황에 빠져들게 되고 그로 인해 인생의 목적을 잃어버리게 되는 경우도 발생한다.

다라나, 마음을 한곳에 집중하는 것

> "다라나는 수행자가 정신을 집중하는 동안 의식 속에 있는 신성한 영혼을 붙잡는 행위이다."
> — 〈암리트나드 우파니샤드〉 15
> "감각 세계로부터 의식을 분리하고 그것을 초의식 상태에 머물게 하는 것, 그것이 곧 다라나이다."
> — 〈만달라브라만 우파니샤드〉 1. 1. 8

육체가 아사나에 의해서 단련되고, 마음은 프라나야마로 가다듬어지고, 모든 감각 기능이 프라트야하라의 통제 아래 있게 될 때 수행자는 다라나라고 불리는 여섯 번째 단계에 도달하게 된다. 이 상태에서 수행자는 한 가지 일이나 자기가 하고 있는 일에 완전히 집중하게 된다. 이때 마음은 외부 세계로부터의 생각과 자신의 내부에서 일어나는 생각들을 분류, 판단, 조화시키는 도구로써 완전한 몰아(沒我)의 경지를 맛보기 위해 안정되어야 한다. 마음이란 미묘하고 변덕스럽고 또한 여러 가지 생각들로 가득 차있어서 통제하기가 무척 힘들다. 그러나 마음은 사고를 위한 도구이고, 그 도구의 사용 방법을 정확하게 안다면 그 도구를 통해 최고의 효과, 결과를 얻을 수 있다. 잘 다루어진 마음에 의해서 보호된 생각은 우리에게 행복을 가져다준다. 이렇듯 진정한 다라나는 모든 육체 의식과 불안한 생각이 멈추고 혼란 없이 명상의 대상에 집중할 수 있는 것을 말한다.

힌두교 서사시인 〈마하바라타〉에는 활 연습에 관한 이야기가 등장한다. 스승인 드로나는 영웅 아르주나와 그의 다른 네 형제에게 궁술을 가르친다. 그는 나무로 제작한 작은 새를 높은 나무 위에 올려놓고 그것을 화살로 떨어뜨리라고 말한다. 드로나는 활을 쏘기 전에 네 명에게 묻는다. "너희들은 무엇이 보이는가?" 형제들은 각각 '나무의 웅장함', '가지의 풍성함', '자신과 나무와의 거리', '활과 화살의 견고함', '자신의 몸 상태', '새의 모양' 등 장황하게 설명한다. 드로나는 마지막으로 아르주나에게 질문한다. "너는 무엇이 보이는가?" 그러자 아르주나는 다음과 같이 대답한다. "나는 새를 봅니다." 그러자 드로나가 다시 묻는다. "그러면 새가 어떻게 생겼는지 묘사해보아라!" 그러자 아르주나는 이렇게 답한다. "저는 새의 모양을 묘사할 수는 없습니다. 저는 새의 눈만 보기 때문입니다." 아르주나의 화살은 여지없이 새의 눈에 명중하게 된다.

아르주나와 형제들의 차이를 찾았는가? 아르주나는 온통 새의 눈만 생각한다. 그런 생각을 '집중'이라 할 수 있지 않을까? 형제들은 자신들의 마음을 한군데 모으지 못하고 매 순간 유혹하는 흥미로운 것들에 휩싸여 집중할 수 없었을 것이다. 아르주나는 엄청난 다라나 수행을 통해 방해물이 방해할 수 없도록 무시할 수 있는 대상이 되었던 것이다. 〈바가바드 기타〉 11-41에는 아르주나의 마음을 크리슈나의 입을 빌려 다음과 같이 언급한다.

"오 쿠루의 자손이여! 이 한 가지 길 위에 있는 자의 생각은 단호하다. 그의 목적은 하나다. 그러나 단호하지 못한 자의 생각은 잡스럽고 끝이 없다."

다라나에서 놓치고 있는 것

집중을 하면 할수록 더 많은 힘이 하나의 중심점에 모이게 된다. 어떤 일을 하든 현재 하고 있는 일에 온 정신을 집중하는 것이 성공의 비결이므로, 명상을 할 때에는 집중을 하는 것이 특히 중요하다. 이런 법칙은 모든 것에 적용된다. 자연 상태에서 흩어져 있는 모든 종류의 힘은 느리게 움직이고 위력이 약하다. 그러나 하나로 모아 응집하게 되면 훨씬 강력한 힘을 띠게 된다. 강물을 댐에 가두어두면 한때는 자유롭게 흘렀던 물이지만 이제는 상상할 수 없는 위력을 내뿜으며 수문을 통해 뿜어져 나온다. 돋보기로 햇빛을 모으면 그저 따뜻하기만 했던 태양의 힘을 이용해 불을 붙일 수 있게 된다. 이런 것들이 바로 집중의 위력이다. 사람의 마음은 한 순간에 하나의 감각과 연결되어 있기 때문에 보거나 듣는 것 중 하나만을 할 수 있을 뿐 그 둘을 동시에 할 수는 없다. 그러나 앞서 말한 것과 마찬가지로 빠른 속도로 마음이 움직이기 때문에 둘다 동시에 할 수 있다고 느끼는 것뿐이다.

산업 사회, 정보화 사회로 발전하면서 우리에게는 머리만 존재하고 따뜻한 가슴은 존재하지 않는다. 많은 정보와 빠른 변화에 적응하지 못해 사람들은 머리에만 집중하고 따뜻한 가슴을 놓친다. 머리가 복잡하고 마음이 심란하고 항상 집중하지 못한 상태에 있는 것이다. 정보를 조금 덜 받아들이고 빠른 변화 속에서 느리게 생각하고 느리게 호흡하고 한 번에 집중은 어렵겠지만 조금씩 집중하는 연습을 할 수 있을 것이다. 집중의 상태, 나아가 머리가 아닌 가슴이 따뜻한 상태, 생각해보면 다라나에서 놓치고 있는 건 따뜻한 마음일 수도 있을 것이다. 다라나와 프라트야하라를 구분하지 못할 수 있다. 프라트야하라는 밖으로 향한 감각을 내면으로 향하게 할 수 있게 되고, 감각 기능을 스스로 제어할 수 있게 되는 것이다. 다라나는 마음의 흩어짐 없이 한 점에 머무르며 완전히 집중하는 경지에 이르는 것이다. 두 가지를 정확히 이해하여 헷갈리지 말자. 지금 여러분은 무엇을 하고 있는가? 이 글을 보고 있는 지금 이 순간은 당연히 이 글을 읽고 있는 중일 것이다. 그렇다면 지금은 이 글에만 집중하자. 이것이 당신의 삶에서 다라나를 연습하기 시작하는 최선의 방법이 될 것이다. 무슨 일이든 여러분이 하고 있는 지금 이 순간! 지금 이 순간부터 실천해보는 것은 어떨까?

일곱 번째, 디야나 Dhyana

요가 수련을 끝내고 사바아사나를 하고 있을 때, 그때만큼 몸과 마음이 평온했던 적이 또 있으랴? 지금 이야기하려는 것은 디야나, 바로 명상이다. 디야나는 아사나에서 프라나야마로 감각을 제어하는 프라티야하라, 집중에 이르는 다라나를 기반으로 한 7번째 단계이다. '디야나(dhyana)'는 산스크리트어로 생각을 뜻하는 'dhyai'에서 유래되었다.

요가 수행에 있어 가장 본질적인 부분이 명상이라고 할 수 있다. 대부분의 사람은 아사나에 집중하고 아사나를 잘하기 위해 요가를 하겠지만, 요가 수행의 궁극적 목적이 사마디라면 사마디로 가기 전 마지막으로 거치는 단계가 바로 디야나이다.

> "디야나는 그 어떤 방해도 받지 않고 의식 속에 신격의 형태를 모시는 일이다."
> — 〈프라판차사라 탄트라〉 19, 22~23

> "디야나란 만트라의 신성한 형태의 집중을 말한다."
> — 〈쿠라르나바 탄트라〉 제17장, p.83

3가지 화의 원인

현대 사회에 사는 우리에게 스트레스 없이 산다는 건 무리다. 빠르게 밀려오는 정보들부터 여러 관계 속에서 받는 스트레스까지, 우리는 스트레스 속에서 산다고 해도 과언이 아니다. 스트레스, 왜 받을까? 화가 그 원인이다. 화는 스트레스를 만들어낸다. 화의 원인을 알아보자.

첫째, 화는 나의 기대치에서 시작한다. 내가 만든 기대치는 높은데 현실은 그 같지 않으니 화가 만들어지는 것이다. 이상과 현실은 다르다. 이상과 현실의 차이가 크면 클수록 화가 더 많이 쌓이고 결국 그 화로 인해 마음의 병이 생기게 된다. 다른 이는 많은 돈에 큰 부를 축적하고 있는 모습에 나도 저렇게 살고 싶다는 욕망과 기대에 차지만, 현실의 나는 집도 없고, 차도 없고, 심지어 먹는 것까지 아껴서 살아야 하는 형편이라면 지속적으로 상대와 비교하면서 우울할 수밖에 없는 것이다. 그 화로 인한 범죄가 곳곳에서 일어나고 있고, 우리는 그 사건을 뉴스를 통해 심심찮게 접하고 있다.

두 번째, 내가 보인 모습이 타인이 갖는 기대치에 부응하지 못했을 때 또 한번 화가 생기게 된다. 내가 보인 모습 때문에 타인이 나에게 갖는 기대치가 생기게 된다. 내가 타인에게 준 기대치도 있고, 타인이 스스로 갖는 기대치도 있다. 타인이 나에게 갖는 기대치가 있으면 그 결과가 좋든 좋지 않든 이미 일어나기 전부터 스트레스를 받게 된다. 결과가 좋지 않을까 하는 두려움에 생기는 스트레스는 일이 끝나기 전까지는 계속 갖고 있다. 처음부터 기대치를 갖지 않게 하는 것이 가장 좋은 방법이라 할 수 있다. 겸손하게 행동하라. 겸손하게 행동하면 타인은 기대치가 없을 것이고 기대치 없는 후의 결과물이 좋게 나타나면 스트레스 받을 일은 없게 된다. 당연히 결과물이 좋지 않더라도 기대치가 없기에 걱정할 일도 없다.

세 번째, 알아차리지 못해서 생기는 화이다. 카르마 요가를 알고 있는가? 카르마 요가를 이해하면 스트레스를 덜 받게 된다. 모든 일의 결과에는 원인이 있기 마련이다. 결과에는 원인이 존재한다. 일이 생겼을 때 그 원인이 무엇이었는지, 내가 한 잘못이 무엇인지 알면 수긍하게 된다. 하지만 내가 한 잘못을 정확하게 인지하지 못하면 화가 생기기 마련이다. 일례로 지금 누군가가 나를 미워해서 나에게 좋지 않은 행동을 했다면, 그 이전에 원인은 나에게 존재할 수 있다. 그것을 알아차려야 한다.

그 말은 결국 나를 알아차려야 한다는 뜻이다. 이렇게 나 자신을 찾아가는 과정이 명상이다. 나를 찾아가다 보면, 알아차릴 수 있다. 또 다른 내가 좀 더 객관적으로 떨어뜨려 나를 바라보고, 내 마음과 감정의 상태를 바라보고, 그렇게 깨닫고 알아차리게 되면 명상이 된다. 어떤 상황에서도 흔들림이 없는 상태, 감정이 휩싸이지 않는 상태, 정확하게 나를 볼 수 있는 상태, 그렇게 집중하는 상태가 되었을 때 명상이 되는 것이다. 알아차리지 못하고 깨닫지 못하면 명상이 되기 어렵다. 순간순간 알아차린다는 건 휩쓸리지 않는 것이다. 마음의 작용을 없애고 평정심을 유지해야 가능해진다. 그 상태에서 스트레스는 사라지고, 행복을 얻게 된다.

석가모니가 보리수 아래에서 깨달음을 얻은 직후의 이야기이다. 어떤 나그네가 부처님에게 물었다. "당신 혹시 천사나 천신인가요? 마법사인가요? 신인가요? 당신은 사람이 아닌 듯합니다." 부처님이 말했다. "아닙니다. 나는 깨어있는 사람입니다."

신적인 존재나 부처님이 되려고 명상하는 것은 절대 아니다. 우리가 명상하는 이유는 자신이 지니고 있는 힘이나 노력으로 깨어있도록 하기 위함이다. 그렇다면 '깨어있다'는 것은 무엇을 이야기하는가? 친구나 사랑하는 사람을 만날 때, 다니고 있는 직장에서 일을 할 때, 요가를 수련 중이거나 다른 운동을 하고 있을 때도, 다른 생각을 하지 않고 현재에 머물러 충분히 자신을 자각하는 것이다. 우리는 늘 행복하고 늘 한결같아야 한다. 과거에 머물러있거나 불확실한 미래에 대해 걱정하기보다는 현실에 충실하고 집중해야 한다.

명상, 요가 수행의 본질

명상을 기술적으로 말하자면, 약한 신체를 지녔거나 굳은 근육, 일그러진 척추, 동요하는 마음, 흥분 등의 소유자는 참된 명상을 하기 어려워진다. 그래서 참된 명상을 위해서는 앞서 이야기한 라자 요가의 8단계 중 야마, 니야마, 아사나, 프라나야마, 프라트야하라, 다라나의 사전준비가 충분히 이루어져야 한다.

그런데 혹여, 명상을 할 때만 깨어있다면, 그건 잘못된 것이다. 요가를 수련하는 동안 자세를 바르게 하면 우리 몸은 분명 시원하고 편안하며 건강해진다. 하지만 평상시 자세가 좋지 않으면 또다시 불편해지고 통증이 생긴다. 명상도 명상할 때 그 순간만 알아차리고 현실로 돌아가서 알아차리지 못한다면 몸의 통증이 생기는 것처럼 마음의 통증이 생기게 된다. 그래서 우리는 늘 깨어있어야 한다. 요가에서도 삶에서도. 말하자면, 지금, 이 순간도 깨어있어야 한다. 요가 수행에 있어 가장 본질적인 부분이 명상이라는 사실을 잊지 말자.

여덟 번째, 사마디 Samadhi

'사마디(samadhi)'는 'sam-a-dha'로부터 비롯되었다고 한다. 어근 '다(dha)'는 '마음을 어떤 대상으로 향하게 하거나 고정하는 것', '마음의 통일 또는 집중'을 의미한다.

> "집중 속에 있는 의식의 상태, 그리고 어떤 욕망도 없이 신성한 빛에 의하여 조명되는 상태,
> 그 초의식의 상태를 가리켜 사마디라고 부른다."
> ─ 〈안나푸르나 우파니샤드〉 1. 48

> "사마디란 바람 한 점 없는 곳에서 빛나고 있는 램프의 불꽃과도 같이 의식이 모아져
> 정지되어 있는 자연스러운 상태이다. 그러므로 집중의 느낌과 '나(집중하고 있는 나)'라는
> 존재의 느낌도 점차 사라지게 된다."
> ─ 〈아드야트마 우파니샤드〉 35

사마디는 초의식, 해탈의 상태, 요가 수행자의 최종 목적지이다. 결국 구루가 되는 것이라 할 수 있다. 구루란 현재 인도에서는 일반적으로 선생님을 통칭하는 용어로 쓰이지만, 구루의 기원은 〈우파니샤드〉에서 찾을 수 있는데, 사전적으로는 산스크리트어로 힌두교에서 신성시되는 인물인 브리하스파티를 말한다. 또한, 힌두교, 불교, 시크교 및 기타 종교에서 일컫는 스승으로, 자아를 터득한 신성한 교육자를 말한다. 7번째 단계인 명상의 단계를 잘 거쳐 깨달음을 얻게 되면 나라는 존재를 찾을 수 있게 되고, 모든 이는 자아를 깨닫는 그 순간 해탈의 단계인 사마디에 올라서게 된다. 사마디에 올라서게 되면 진정한 구루가 되는 것이다.

사마디를 이야기하기 위해서는 '나라는 존재를 찾는다'라는 것을 이해해야 한다. 또한, 나라는 존재, 즉 자아에 대해 이야기하려면 그 전에 아트만에 대해 먼저 이야기를 나눠야 할 것이다. 아트만은 고대 인도의 〈우파니샤드〉 철학에서 브라만과 함께 가장 중요한 원리 가운데 하나로 끊임없이 변화하는 '물질적인 자아(육체, 생각, 마음)'와 대비해 절대 변치 않는 가장 내밀하고 '초월적인 자아(영혼)'를 말한다. 산스크리트어로 '호흡, 숨'을 뜻하는데, 아트만이 신체에서 떨어지면 인간은 생명을 잃는 것과 같다. 아트만이 계속해서 다른 신체를 부여받는 것을 윤회(삼사라)라 하며, 이 윤회로부터 해방되는 것을 해탈(묵티)이라고 한다.

물질적인 자아 VS. 순수 자아

물질적인 자아는 변해도 순수 자아인 아트만은 변하지 않는 것, 그 아트만을 깨닫는 것이 사마디이다. 지금부터 '물질적인 자아'와 '순수 자아'에 대해 알아보자.

직업이 군인인 한 남자가 있다. 직업이 군인이고 직위가 대위인 그는 군인일까? 질문이 어려운가? 직업이 군인인 그에겐 분명 자아가 존재한다. 실제 군인이 '나'라고 생각하지만, 집에 돌아와보자. 이제 그 군인은 한 가정의 가장이고, 한 여자의 남편이며, 아이들의 아빠이고, 부모님에겐 아들이다. 그럼 그의 자아는 군인인 걸까, 가장인 걸까, 아니면 남편인 걸까? 겉모습이 바뀌고 환경이 바뀐 거지 자아가 바뀌거나 변한 것은 아니다. 만약 군인이라는 그의 직업이 바뀌면 그는 군인이 아닌 것이다. 다시 이야기하자면, 군인, 가장, 남

편, 자식, 아빠도 아닌 본연의 자아가 있으며, 우리는 그 자아를 인식하고 있어야 한다. 군인, 남편, 가장… 이런 것들은 물질적인 것에 불과하다. 물질적인 것이 자신이라고 '생각하는' 것이지 실제 그건 내가 아니다. 이렇듯 주변 환경이 바뀌는 것이지 절대 자아가 바뀌는 건 아닌데 대부분의 사람은 착각을 한다. 그 착각이 우리에게 불행을 가져오게 된다.

여기 경찰관이 있다. 휴가철, 가족들과 여행 가는 길에 도움을 요청하는 시민을 만났다. 여행을 포기하고 시민을 도와야 할까? 아니면 가족과의 여행을 택해야 할까? 정답은 없다. 그리고 우리는 무엇이 옳다고 경찰관에게 강요할 권리도 없다. 어떤 것을 택하든 그건 그의 선택이지 절대 잘못을 한 것은 아니다. 하지만 전자를 선택하고 가족들과 불화가 생겼다면 과연 전자를 선택한 그가 행복할 수 있을까? 만약 후자를 선택했다면 그는 나쁜 사람이라고 우리가 비방할 수 있을까? 자아를 깨닫지 못한 채 경찰관이 자아라고 착각하게 되면 그 어떤 선택을 하든 불행해진다. 중요한 것은 자아를 정확히 깨닫고 있다면 경찰복을 입고 있을 때와 벗고 일상생활로 돌아왔을 때 늘 한결같기 때문에 불행하지 않아도 된다.

직업에는 귀천이 없다고 하지만, 지금 우리가 사는 21세기에는 직업에 귀천이 존재한다. 그러나 이른 새벽부터 거리 청소를 하는 청소부도 자기의 자아를 깨닫고 있다면 직업의 귀천이 없어져 위축되거나 불행하지 않을 수 있다. 생각해보자. 사람들이 깨끗한 길을 다니게 할 수 있어 행복하다고 말하는 청소부와, 매일 청소나 해야 한다며 신세 한탄을 하는 청소부가 있다. 어떤 청소부가 될지는 그의 깊은 곳에 자리한 진정한 자아가 결정한다. 세상이 말하는 직업의 귀천은 청소부 복장을 하고 있는 껍데기가 만들어내는 것이다. 자아를 찾게 되는 순간 직업의 귀천이 없어지고 눈에 보이는 물질에 위축되거나 불행하지 않고 행복할 수 있다.

그래서 깨닫는 것이 중요하다. 깨달음을 얻지 못하면 자아를 찾을 수 없다. 그러면 항상 나 아닌 다른 이로 살 수밖에 없게 된다. 깨달음을 얻는다는 건 자아를 찾아 내가 나의 중심이 되고, 외부로부터 흔들림이 없고, 다른 삶을 살지 않게 된다는 것이다. 그래서 그 안에서 행복함을 느낄 수 있게 된다.

궁극적인 행복

결국 사마디의 상태, 깨달음을 얻으려는 이유는 행복해지기 위해서이다. 우리는 죽기 전에 후회를 많이 한다. 평생 회사에서 일만 하고 살다가 죽기 전에 후회한다. 내 삶에서 나라는 존재는 없고 그냥 누군가의 아들, 누군가의 남편, 누군가의 아내, 누군가의 부모로 살다가 나라는 존재를 찾지 못했다고, 그래서 불행하고 후회스럽다고 이야기한다.

후회하지 않고 살아가려면 나를 찾아야 한다. 얼마 전 종영한 TV 드라마 <SKY 캐슬> 속 주인공의 대사 중에 "엄마가 시키는 대로 엄마의 아들로 살다보니 불행하다."고 한 부분이 기억난다.

자아가 확실해지면 내가 입고 있는 옷이 무엇이든, 나를 잃지 않을 수 있다. 지금 여러분은 자신의 자아를 찾았는가? 찾았다면, 그리고 깨달음을 얻었다면, 여러분이 바로 진정한 요기니이다.

크리야 Kriyas

크리야(Kriya)에서 'Kri'는 'Karma dhautu' 즉, 요소의 동작을 의미하고 'y'는 'Soul'을 의미한다. 크리야는 요가 수련에 있어 특정 목표를 달성하기 위해 행하는 의식이나 기술을 의미한다.

크리야 수련법에는 특이한 호흡법이 주를 이룬다. 사람의 마음은 끊임없이 요동치고 변화하게 되고 그 마음 역시 호흡으로 반영된다. 호흡은 영혼과 마음 사이의 중재자라 할 수 있다. 기쁠 때, 슬플 때, 혹은 화가 났거나 흥분했을 때 우리의 마음과 생각에 따라 호흡도 달라진다. 그래서 우리의 마음을 제어하고 다스리기 위해선 호흡을 다스리는 것이 먼저라 할 수 있다.

<바가바드 기타>에서 크리야 요가는 인도의 가장 위대한 예언자인 크리슈나에 의해 두 번 언급된다.

"들숨을 날숨 속으로, 그리고 날숨을 들숨 속으로 각각 집어넣음으로써, 이들을 중화시킨다. 그리하여 그는 심장으로부터 프라나(Prana, 생명력)를 해방시켜 생명력을 자신의 완전한 통제 하에 두게 된다."

결국 요기는 생장과 소멸의 중화에 의해 생명력을 조절할 수 있는 방법을 획득하게 되는 것이다.

이 교재에서 크리야에 대한 자세한 설명은 전부 다루기는 어렵다.

지금은 우리 몸을 통제하는 조절하는 여섯가지 크리야 수련법에 대해서만 간략하게 설명하고자 한다.

① 카팔라바티(Kapalabhati) – 두개골 정화

카팔라바티(Kapalabhati)는 산스크리트어로서 '두개골 정화법'이라는 의미를 지닌 여섯 크리야(정화수행법)중 하나인데 강제로 숨을 쉼으로써 폐의 나쁜 공기를 배출시키고 산소를 가득 차게 하여 호흡기를 깨끗하게 해주는 훌륭한 프라나야마 수행법이다. 몸속 산소량을 증가시켜 집중력을 높이고 마음을 맑게 해준다.

이 호흡법은 '들이쉬기' 와 '내쉬기' 로 이루어지며 마지막으로 숨을 한 번 멈추는 과정으로 되어있다. 숨을 내쉴 때는 복부 근육이 조여들고 횡경막이 올라가며 폐에서 공기가 빠져나간다. 숨을 들이쉴 때는 근육은 이완되며 폐에 공기가 가득찬다. 내쉬는 호흡은 짧고 강하게 하며, 들이쉬는 호흡은 길고 조용하다. 횡경막의 오르내림은 위장과 심장에 좋은 영향을 준다.

처음에는 60번씩 3회 펌핑으로 실천하고 점차 횟수를 늘려 나중에는 120회까지 할 수 있다.

※실천

1세트에 1분간 카팔라바티를 하고 1분간 복식호흡을 한다. 이렇게 3~5세트 반복한다.

② 바스티(Basti) – 결장 정화

장의 맨 아래까지 청소하는 자연스러운 방법으로 관장(灌腸)과도 같은 것이다. 물통 위에 앉아서 직경이 약10cm 정도 되는 관을 직장 안에 집어넣고 우디야나 반다와 나울리를 하면서 물을 장 안으로 빨아들인다. 관을 꺼낸 후 나울리를 하여 물을 장속에서 휘저은 다음 물을 빼낸다. 관장은 물을 몸속으로 강제로 투입시키는 반면 바스티는 장을 진공상태로 만들어서 물을 자연스럽게 끌어들이는 방법이다.

③ 네티(Neti) - 호흡기 정화
네티는 매일 수행을 하는 것이 좋다. 네티는 두 가지 방법이 있는데 수트라 네티와 잘라 네티이다.
먼저 수트라 네티(Sutra Neti)는 카데터(Catheter) 또는 30cm 정도의 매끈하고 부드러운 끈을 콧구멍으로 집어넣어 입으로 나오게 한 후, 반대쪽 콧구멍에도 똑같이 반복한다. 콧구멍을 통과하여 입으로 끈을 빼내려면 연습이 필요하다.
잘라네티(Jala Neti)는 조그만 물병으로 소금물을 한쪽 콧구멍에 넣어 다른쪽 콧구멍이나 입으로 나오게 한다. 만약 다른 콧구멍이 막혀 있으면 입으로 흘러나오게 되며 그것을 뱉어내면 된다.
양쪽 콧구멍 모두 시도한다. 한 번에 물이 나오도록 한다.

* 수트라 네티
미지근한 소금물에 부드러운 끈을 담근다. 끈을 콧구멍 속으로 집어넣는다. 끈의 끝이 입안에서 보이면 천천히 잡아당긴다.

* 잘라 네티
머리를 왼쪽으로 기울이고 오른쪽 콧구멍으로 물을 부어 왼쪽 콧구멍이나 입으로 나오게 한다.

④ 나울리(Nauli) - 내장기관 정화
복부의 중앙 근육을 반복적으로 휘저어 운동한다. 수행자의 통제력과 집중력이 요구되며 배의 근육을 통제하는 방법을 터득하게 된다. 나울리를 하는 동안 복부에 집중하면 많은 도움이 될 것이다. 아그니사라(Agni Sara)는 나울리를 수행하기 위한 준비 동작과 같다. 우선 배의 근육을 분리하여 마치 배의 중심부에 수직적인 언덕이 생기도록 한다. 그런 다음 손을 이용해 왼쪽과 오른쪽으로 움직이는 연습을 하도록 한다. 파도처럼 좌우로 원활한 움직임은 내장기관에 상당한 도움을 준다. 특히 위장, 장 기관, 간장을 통제하고 생리불순을 해결한다. 또한, 기(氣)의 흐름을 원활하게 한다.

* 나울리(Nauli)
다리를 벌리고 서서 무릎을 약간 굽히고 두 손을 허벅지에 올려놓는다. 숨을 내쉬면서 우디야나 반다 자세를 취한다. 배의 양쪽 부분을 수축시켜 복부의 중앙 근육이 만들어지도록 손을 교대로 바꾸어가며 근육이 한쪽에서 다른 한쪽으로 움직이도록 눌러준다.

⑤ 다우티(Dhauti) - 소화기계통을 위한 정화

1. 쿤잘 크리야(Kunjal Kriya)

위장을 청소하는 정화법, 단식 첫째날 위장에 쌓여있는 독소를 제거하는 데 유용하다. 4컵의 미지근한 물에 소금을 찻술로 한 스푼 정도 타서 마신다. 그리고 손가락 두 개를 입에 넣어 물을 밖으로 토해낸다.

2. 아그니 사라(Agni Sara)

이 아사나의 펌프질하는 것과 같은 행동은 소화기관에 매우 유익한 것이다. 발을 넓게 벌려주고, 무릎은 굽히고, 손은 허벅지를 누르면서 복부를 내려다본다. 숨을 내쉬면서 배를 안쪽 위로 당겨주고 호흡을 멈춘다. 그리고 배를 안팎으로 펌프질하듯 움직인다. 숨을 들이마셔야할 때는 펌핑을 멈추고 정상 호흡을 한다. 다시 숨을 내쉬고 계속한다. 매번 10~18회 정도가 알맞다.

3. 바스트라 다우티(Vastra Dhauti)

요기들은 이 방법을 일주일에 한 번씩 아침 공복에 실시한다. 15피트(약 4.5m) 정도의 거즈를 천천히 삼켰다 끄집어내어 위와 식도에 쌓인 점액질과 분비물을 제거한다. 처음에는 조금만 넣어도 구역질이 나서 조금밖에 삼키지 못하지만 매일 조금씩 반복하여 수행하면 마침내 거즈는 모두 다 들어갈 것이다. 실천 후에는 반드시 우유 한 잔을 마시는 것이 좋다. 바스트라 다우티는 경험이 많은 요가 지도자에게 지도받는 것이 좋다.

*바스트라 다우티(Vastra Dhauti)

미지근한 소금물에 부드러운 천(거즈)을 담근다. 물을 조금씩 마시면서 천을 입속으로 조금씩 넣는다. 넣을 수 있는 데까지 넣은 다음 다시 꺼낸다.

⑥ 트라탁 – 마음의 정화

트라탁(Tratak, 응시)은 고도의 정신집중 훈련이다. 하나의 대상이나 점을 바라보는데 눈을 깜박이지 않고 응시하다가, 눈을 감고 마음속으로 그 대상을 떠올리는 방법이다. 흔들리는 마음이 안정되고 집중이 되면 마음의 초점이 맞아 사물의 집중도가 정확해진다. 어디든지 눈이 가는 곳에 마음도 따라가고 어떤 한 점을 응시할 때 마음도 한곳으로 모아진다. 트라탁은 기본적으로 마음을 정화한다. 집중력을 강하게 하며 시력도 좋아지고 시신경을 통해 뇌에 자극을 준다.

트라탁은 어느 대상에도 국한되지 않는다. 하지만 야외에서 명상할 때는 약간 다르다. 선택한 대상물을 눈 높이로 약 1m 앞에 놓는다. 숨을 고르고 눈을 깜박이지 않은 상태에서 대상물을 응시한다. 멍하게 바라보지 말고 긴장을 풀고 끈기 있게 응시한다. 약 1분 후에 마음속으로 응시하면서 아즈나 차크라나 아나하타 차크라에 그 대상물을 떠올린다. 잔상이 사라지면 눈을 뜨고 반복한다.

*미간 사이와 코끝 응시하기

미간(두 눈썹 사이)에 위치한 '제3의 눈'(위)이나 코끝을 응시하는 것은(아래) 눈의 근육을 강화시키고 집중력을 높인다. 처음에는 1분 정도 집중 응시를 하다가 차츰 10분 정도로 늘려나간다. 눈이 시리거나 아플 때는 눈을 감는다. 미간 응시는 쿤달리니를 일깨워주며, 코끝 응시는 중추신경에 영향을 준다.

*촛불 응시

촛불 응시는 트라탁을 대상으로 가장 많이 알려진 응시 방법이다. 이 방법은 눈을 감았을 때 불꽃의 진상이 쉽게 남기 때문이다. 어둡고 바람이 없는 방에서 눈높이로 놓고 실시한다.

크리야는 규칙적으로 수행하면서 내장기관으로부터 독소를 제거하며 마음을 맑게 한다. 또한 감각이 예리해지고 질병으로부터 몸의 저항력을 증진한다. 위에서 설명한 크리야 수련법은 거의 내적인 정화를 의미한다.

하지만, 과연 내적인 정화로 모든 것이 해결될까? 예를 들면 네티를 통해 코를 정화했다고 하자. 요즘 미세 먼지가 기승을 부리고 있다. 코 정화를 한다고 해도 미세 먼지로 인해 네티가 아무 소용이 없어질 수도 있다. 결국 내적인 정화도 외적인 정화 없이는 불가능하다는 것이다.

또 하나의 예를 들어보자. 방금 집 안을 깨끗하게 청소하였다. 깨끗한 집을 보며 마음 또한 깨끗해졌을 것이다. 그러나 창문을 열거나 문을 여는 순간, 밖의 더러움이 집 안으로 다시 들어올 것이다. 그렇다고 집안 청소를 하지 말라고 하거나, 네티가 아무 소용이 없다는 뜻은 아니다.

외적인 정화와 내적인 정화는 같이 이루어져야 한다는 걸 말하고 싶다. 마음이 편안해지려면 내 주변이 편안해져야 가능해진다. 주변이 어지럽다면 내 마음이 절대 편안할 수 없다.

요가를 하면서 행복해지길 바란다. 그렇다면 내 마음을 살펴보기 전에 주변도 되돌아보자. 어떤가? 지금 이곳에서 나도 행복해질 수 있을까? 함께 편안해지길, 함께 행복해지길. 그것이 아마 요가의 삶일 것이다.

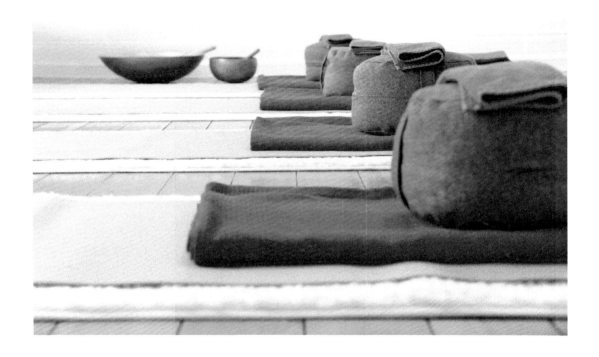

구나 Gunas

요가 이론에 보면 세상은 순수정신인 프루샤와 근본인 프라크리티로 되어있다.

우주에 있는 모든 물질은 프라크리티라는 가장 기본이 되는 물질에서 생겨났다고 한다. 인간의 정신이나 육신은 모두 물질적인 프라크리티에서 나오는 것이다. 이 세상에 물질로 이루어진 모든 것은 세 가지 성질을 가진다. 이 작은 프라크리티를 통해 만들어지는 물질들은 구나라고 불리는 고유한 특징을 갖게 되고, 이 특징들은 라자스, 타마스, 사트바라고 불리는 세 가지 특징으로 구분된다. 이 세 가지 구나는 항상 모든 사물과 물체에 존재한다.

구나는 소멸하지는 않지만, 어떤 특정 환경이나 조건 하에서 주도적 성질과 특징이 변할 수 있다. 과일을 예로 들자면, 과일이 아직 덜 익었을 때는 사트바적, 과일이 적절히 잘 익었을 때는 라자스적, 과일이 너무 익어 썩으면 타마스적인 성질을 나타낸다고 할 수 있다. 이를 통해 우리는 구나의 변화를 이해할 수 있다.

세 가지 구나, 사람과 사물과 세상을 바라보는 시선

타성에 젖은 무기력한 상태, 타마스

어둡고, 비활동적 상태인 타마스는 무지로 인해 나타나며, 영적인 진리로부터 우리의 눈과 귀를 가린다. 타마스 상태를 줄이기 위해서는 타마스적인 음식(상하거나, 상태가 좋지 않은 음식, 화학 조미료가 많이 첨가된 인공적인 음식)을 피하며, 늦잠, 과식, 수동적인 상태에서 벗어나야만 한다. 즉 타마스적인 성향을 기르는 환경에서 벗어나야 한다.

에너지가 넘치는 활동적인 상태, 라자스

라자스는 열정적인 상태이다. 우리가 하는 일의 성과를 내는 데에 집착하게 해 성과는 내는 한편 우리 주변과 내면의 소중한 것들을 소홀히 하게 될 수 있다. 라자스 상태를 줄이기 위해서는 라자스적인 음식(맵고 자극적이어서 위에 부담을 주는 음식, 튀긴 음식)을 피해야 한다. 또 과한 운동이나 과로, 과소비 등 필요 이상의 과한 행동들을 절제해야 한다.

조화와 균형의 상태, 사트바

즐거움의 상태인 사트바는 수행자들이 추구해야 할 상태이다. 사트바적 상태로 만들고 유지해가기 위해서는 라자스와 타마스적 성향을 줄여야 한다. 또 사트바적인 음식(정제되지 않은 곡물, 신선한 채소와 과일 등)을 섭취하고 적절한 운동과 휴식, 일과 삶의 균형을 통해 조화로운 삶을 만들어야 한다. 요가의 수련과 요가적인 삶의 방식은 사트바적 성향을 강하게 만들 수 있다.

마음의 상태는 이러한 타마스, 사트바, 라자스와 같은 요소들에 의해 늘 요동치기 쉽다. 세 가지 요소 중 어느 한 가지 요소가 마음에 영향을 미치면 그러한 성향으로 사람과 사물, 세상을 바라보게 된다. 예를 들어 타마스적 성향이 마음을 지배해 마음이 어두워지면, 우리는 세상을 어둡고 부정적으로 바라보게 된다.

모든 구나는 마음과 자아, 사람의 관점과 신념에도 강하게 영향을 미친다. 〈바가바드 기타〉에서는 이렇게 말한다. "이 세 가지 구나에서 벗어나고 자유로워질 수 있다면, 그는 탄생과 죽음, 질병, 노화에서 자유로워지며 사마디(초월의 경지)에 도달할 수 있다." 요가 수행자들이 사트바적 성향을 기르는 가장 큰 목적은 자유로운 자아의 추구와 좋음과 나쁨, 긍정과 부정 등 세상의 모든 편견과 판단에서 자유로워지기 위함이다.

	사트바	라자스	타마스
색깔	흰색	붉은색	검은색
에너지	가볍고 편안한 상태	동적이며 활발한 상태	무겁고 느린 상태
성격적 특징	평온하고 만족하는 성격	충동적이고 열정적인 성격	무관심하고 무표정한 성격
온도	따뜻한	뜨거운	차가운
특징	고요함, 밝음, 순수함, 평화로움	적극적, 흥분, 격앙, 욕심, 열정적	무기력, 의기소침, 어두움, 느림
음식	• 요가 수련자에게 좋은 음식(곡물, 뿌리 음식, 계절 과일, 채소. 콩류, 씨앗, 우유, 꿀) • 잘 익은 과일과 곡물, 자극적이지 않은 음식 • 균형 있는 영양 공급과 편안한 마음 상태를 유지	• 몸과 마음에 자극적인 음식(아주 뜨겁고, 차갑고, 맵고, 짜고, 쓰고, 달고, 건조한 음식) • 편안한 상태의 몸과 마음에 흥분을 일으켜 불안한 상태를 만듦 • 음식을 빨리 먹는 습관	• 몸과 마음에 안 좋은 음식(술, 담배, 상한 음식, 몸에 맞지 않는 음식) • 면역력이 떨어져 질병에 약한 상태 • 신선하지 않거나 너무 익은 과일 등

도샤 Dosha

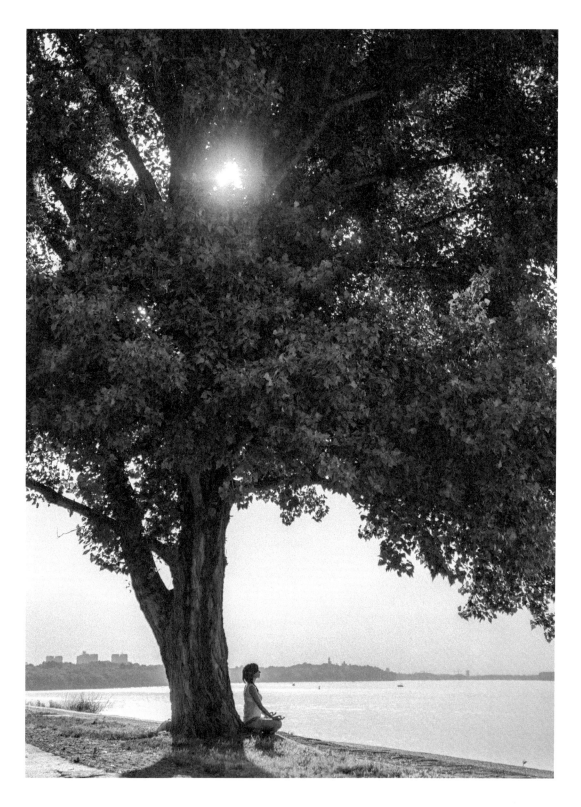

아유르베다(Ayurveda)란 '생활의 과학'을 뜻하는 산스크리트어로 'Ayu'는 '삶' 또는 '일상생활'을 의미하며, 'Veda'는 '앎'이라는 뜻을 지닌다. 현존하는 가장 오래된 기록으로 알려진 <베다>에 맨 처음 기록되어진 아유르베다는 인도에서 5천 년 이상 일상생활에서 활용된 의학체계라 할 수 있다.

아유르베다의 핵심은 '균형'이다. 신체적, 정신적, 영적이든 기운의 상호 균형이 깨졌거나, 인간과 자연의 균형이 깨져도 질병이 생긴다는 것이 핵심이다. 아유르베다에서는 질서와 균형은 건강을 의미하고 무질서는 병을 의미하며 우주 안의 소우주를 인간이라 명한다.

아유르베다 의학의 핵심 개념은 바타(Vata), 피타(Pitta), 카파(Kapha) 이 세 가지 기본 신체 요소 또는 도샤 간의 균형이 맞을 때 건강이 존재한다는 것이다. 사람은 이 3가지 요소가 섞여 만들어졌고 각각의 구성은 모두가 다르다.

이 트리 도샤는 대우주 안에 자라는 모든 소우주 즉, 인간, 식물 등 생명체 안에 있는 5개의 요소의 표현으로 모든 생리적 기능, 면역성, 조직의 창조와 파괴, 몸 안에 들어오는 음식물의 소화와 독소 제거를 통제하며, 체형과 피부색을 조절한다.

트리 도샤가 균형을 이루고 있을 때 물질적으로 인간의 건강에 활발히 참여하고, 너무 부족하거나 너무 넘칠 때 신체적, 심리적인 불균형 상태를 만들어낸다. 잘못된 습관을 올바르게 하고 균형 있는 상태로 다시 회복시켜주는 것이 이 아유르베다의 원리이다.

그럼 지금부터 세 가지 원리에 대해 알아보겠다.

첫 번째. 바타 도샤

활동하는 위치는 대장, 허리, 뼈, 귀, 피부이다.

신체의 모든 움직임은 바타도샤의 특성이며, 바람의 활동성처럼 계속 움직이고 활동하는 동적 에너지이다. 만약 통증이 있다면 그건 바타도샤의 불균형에 의한 것이라 할 수 있다. 바타도샤의 균형이 깨지면 피부 건조, 가려움증, 헛배부름, 체력이 약해지고 피로감이 느껴지게 된다.

60세~65세에 바타도샤가 점점 증진되면서 지치고 피로해진다. 잠을 자는 시간이 줄어들어 체력이 약해질 수 있다. 점점 카파 도샤나 피타 도샤가 사라진다. 그래서 소화력이 저하되고 면역력이 떨어진다. 회복도 더디고 체력이 약해지며 열정과 관심이 젊을 때와 달라진다.

두 번째, 피타 도샤

활동하는 위치는 배꼽 주변, 위, 소장, 땀, 혈액, 눈이다.

신진대사를 나타낸다. 직접 소화 및 대사를 향상하기 위해 사용되는 에너지 원리이다.

혈액과 영양분, 호르몬으로 각 기관에 전달되기 위한 재생산 과정에 절대적으로 필요한 도샤이다.

사물에 대한 인지와 사고력, 판단력에 작용하는 시각은 피타의 에너지로 이루어진다.

피타 도샤의 균형이 깨지면 식욕 저하, 열정이 약해진다.

감정의 변화가 다양해지고 자기애와 열정, 분노가 생기는 시기이다. 성장기 때는 자극적인 음식 섭취가 늘어나서 여드름이 생길 가능성이 크고 근육이 발달하고 에너지와 열정을 쏟아내는 시기이다.

세번 째, 카파 도샤

활동하는 위치는 가슴, 기관지, 머리, 관절, 위, 소장, 근육, 지방, 골수, 난자, 코, 입이다.

신체의 영양 성분이며 운반체를 특징으로 한다. 카파 도샤가 강해지면 비만해지고 우울증이 생길 수 있다. 건강하고 안정된 성장에 중요한 도샤이며 정신적인 안정감에도 필요한 에너지이다.

카파 도샤의 균형이 맞지 않으면 성장에 좋지 않다. 영양 상태가 좋지 않아 면역력이 떨어진다.

1세~16세의 성장하는 시기에 꼭 필요한 도샤이다. 성장기에 카파가 부족하면 식욕도 없어지고 숙면을 취하지 못해 성장에 문제점이 생겨 약한 체질로 성장할 수 있다.

도샤는 끊임없이 카파-피타-바타의 주기로 움직인다. 하루의 밤, 낮과 연관이 있고, 계절의 변화와도 관련이 있다. 환경의 도샤 변화는 신체 도샤에 영향을 미치므로 우리는 타고난 도샤의 특징과 더불어 환경, 음식, 나이 등 다양한 변화에 균형을 맞출 수 있도록 해야 한다.

아유르베다는 트리도샤를 빼고는 생각할 수가 없다. 모든 결과에는 원인이 존재한다. 그 원인이 무엇인지를 알아야 근본을 해결할 수 있고 그래야 우리 몸은 스스로 회복하면서 재생하고 유지할 수 있다.

하지만, 기억해야 할 것이다. 우리 몸을 회복하기 위해 몸만 바라봐서는 회복되기 어렵다. 신체는 꼭 정신적인 부분이 함께 이루어져야 한다. 내 감정 속에 분노, 화 등이 쌓여있다면, 과연 어디에 머물러 있을까? 몸속 지꺼기든, 감정의 지꺼기든 배출되지 않고 쌓여 독소로 만들어질 것이고 그 독소는 내 몸을 해치게 될 것이다.

아유르베다에서 말하고자 하는 건 결국 신체적, 정신적인 모든 균형감이다.

우리는 균형이라는 말을 많이 듣고 살았지만 살면서 균형을 잡고 살아가는 것이 쉽지는 않은 것 같다.

요가에서 아사나를 할 때 균형 잡는 동작은 특히 어렵다. 하지만 서로의 힘이 50:50으로 힘을 균형을 맞게 쓰면 에너지를 느낄 수 있고 중심을 잡을 수 있다. 이 원리는 모든 아사나에 적용된다. 중심을 잡지 못한다면 어느 곳이 약하게 힘을 쓰는지 또는 어느 곳이 힘을 강하게 쓰는지 찾은 후 다시 중심을 잡기 위해 노력해야 할 것이다.

하지만 많은 사람이 원리를 찾기보다는 균형이 잡히지 않는 것에 화를 내거나 짜증을 내기도 하고 쉽게 동작을 포기하기도 한다.

내 삶에서도 어떠한 일이 생겼을 때 어디에서 중심이 깨졌는지 보고 원인을 찾아 균형을 맞추기 위해 노력하면서 살아가는 것이 지혜로운 삶을 사는 것이다. 이것이 아유르베다에서 말하는 트리도샤의 핵심이라 생각한다.

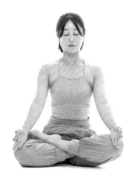

호흡

동물은 항온동물과 변온동물로 나뉜다. 항온동물인 조류와 포유류는 체내 온도가 항상 일정한 온도로 유지된다. 더울 땐 땀을 흘리거나 열을 발산해 체온을 낮추고, 추울 땐 섭취한 음식물에서 열을 얻는다. 개구리, 뱀, 붕어 등은 변온동물로 주위 온도에 무한정 맞춰지진 않지만, 체온이 주위의 온도에 따라 변한다. 야생동물은 열을 발산해 체온을 낮춘다. 반면 사람은 땀을 흘려 체온을 낮춘다. 땀이 증발하면서 열을 빼앗아가 체온이 떨어진다. 양분과 산소를 이용해 물과 에너지를 만드는 과정을 호흡이라고 하는데, 이 호흡으로 발생한 열에너지로 체온을 올린다. 체온은 자율신경계가 조절한다. 체온이 높으면 교감신경, 낮으면 부교감신경이 활성화된다. 스트레스도 자율신경계의 영향을 받는다. 우리 몸은 스트레스를 받으면 교감신경이 활성화되면서 혈관을 수축시켜 체온을 떨어뜨린다. 근육량도 체온 조절에 영향을 미친다. 추운 지방의 사람들은 근육량을 늘리고 몸을 따뜻하게 만드는 호흡을 통해 체온을 올리는 데 도움을 받을 수 있다.

히말라야의 깊은 곳에서 고대의 현자들은 몸과 숨과 마음을 다스리기 위해 그들 주변의 세계를 관찰하고 모방했다. 조류의 낮은 부리, 나뭇잎, 코브라의 '쉿' 소리 등 여러 가지가 그들에겐 관찰의 대상이었다.

히말라야 빈야사 수련은 요가의 이완되는 동작들과 더불어 근육량을 늘릴 수 있는 동작들로 구성되어 있으며 특히 히말라야 빈야사의 여러 호흡법을 살펴보면 몸을 따뜻하게 만드는 호흡을 시작으로 수련 후에 뜨거워진 몸을 다시 정상으로 만들어 안정에 도움이 되는 호흡 등 수련에 여러 호흡법이 사용된다.

지금부터 히말라야 빈야사에서 사용되는 여러 호흡법들을 살펴보자.

호흡법

1. 브라마리(Bhramari)는 큰 검은 벌을 뜻한다. 안전하고 배우기 쉬우며 치료 효과가 매우 큰 호흡이다. 내 몸 안의 주파수와 잘 맞는다. 후두부 밑 끝은 뇌 하부와 연결되어 있기 때문에 브라마리로 세포를 자극할

수 있다.

내쉬는 숨이 부교감신경을 활성화하여 긴장감이나 불안감을 해소시켜준다. 특히 브라마리 호흡은 명상 시 집중하지 못하는 사람들에게 '윙' 소리로 생각 고리를 끊을 수 있게 도움을 준다. 브라마리는 우짜이 호흡과 같지만, 숨을 내쉬는 동안 벌이 내는 윙윙거리는 소리와 같은 가벼운 콧소리가 난다는 점이 다르다. 양쪽 콧구멍으로 들이쉴 때 성대를 약간 닫아 코 고는 소리를 내고 내쉴 때는 벌이 윙윙거리는 소리를 내면서 천천히 내쉰다. 숨을 길게 내쉬는 훈련은 출산을 앞둔 임산부에게 매우 유익하다. 불면증이 있는 경우에 도움이 된다. 허밍 호흡이라고 알려질 만큼 목소리를 깨끗하고 부드럽게 만든다.

* 산무키 무드라(Shanmukhi Mudra)

① 등을 곧게 펴고 앉는다.

② 입을 다물고 코로 들어오고 나가는 숨의 자연스러운 움직임을 알아차린다.

③ 양손을 얼굴로 가져온다.

④ 엄지손가락 끝을 부드럽게 귓속으로 넣는다.

⑤ 집게손가락을 사용하여 눈알을 누르지 않고 조심스레 눈꺼풀을 닫는다.

⑥ 가운뎃손가락을 부드럽게 콧대의 양쪽에 각각 놓는다. 숨의 흡입량을 줄여주는 것이다. 그래서 완전히 막지는 않는다.

⑦ 약지는 윗입술에 새끼손가락은 아랫입술에 놓고 입을 다문다.

⑧ 코로 가볍게 숨을 쉬면서 내면을 향해 집중하고 자신의 호흡 소리에 귀 기울인다.

⑨ 들이쉴 때 어떻게 '소(so)' 소리를 내는지, 내쉴 때마다 자연적으로 '함(ham)' 음절이 반복되는지 알아차린다.

⑩ 초보자라면 적어도 5분간 수련하면서 마음이 산만해질 때마다 '소(so)', '함(ham)'음절의 소리로 되돌아가 집중한다.

⑪ 얼굴에서 손을 떼고 이완한 뒤, 천천히 눈을 뜬다.

⑫ 수련하면서 서서히 늘려 20분간 한다.

2. 우짜이(ujjayi)의 '우쯔(uj)'는 우월성이나 힘을 의미한다. '자이(jay 또는 jii)'는 정복, 우승, 승리 또는 성공을 뜻하는데 다른 측면으로는 제재나 억제의 의미도 함축하고 있다. 우짜이 호흡은 하는 동안 폐는 활짝 열리고 가슴은 자신만만한 정복자의 그것처럼 당당히 펴진다.

① 등을 반듯하게 세우고 편안한 자세로 앉아 턱을 쇄골 쪽으로 당긴다.

② 팔을 쭉 펴 손목 뒤쪽을 무릎 위에 둔다.

③ 완전히 숨을 내쉰다.

④ 양쪽 코로 호흡한다. 마시는 호흡에 치찰음(싸─아─)을 낸다. 폐를 가득 채운다. 복부가 부풀지 않도록 주의한다.

⑤ 음부에서 흉골까지 복부 전체는 척추 쪽으로 당겨져야 한다.

⑥ 1~2초 동안 호흡을 갖고 있는다. 안타라 쿰바카를 하고 물라 반다를 한다.

⑦ 폐가 완전히 빌 때까지 숨을 내쉰다. 숨을 내쉴 때도 복부의 당김을 유지한다. 내쉬는 동안 공기의 마찰이 기식음(하~아~)을 내야 한다.

⑧ 다시 호흡을 시작하기 전에 1초 동안 기다린다. 이 기다리는 사이를 바야 쿰바카라 한다.

⑨ 여기까지가 한 주기를 완성하는 것이고 5분~10분 간 이 주기를 되풀이한다.

신경 계통과 소화기 계통을 강화해주며 가래나 담을 제거시킨다. 우짜이 호흡은 폐 전체를 이용하는 호흡법으로 폐활량을 늘려주고 요가 아사나를 할 때 몸을 최적의 상태로 만들어준다. 신경을 진정시키고 쿰바카 없이 누운 상태에서 우짜이 호흡을 하면 고혈압에 좋다.

3. 카팔라바티(Kapalabhati)는 산스크리트어로 '두개골 정화'라는 의미를 지니며 강제로 숨을 쉼으로써 폐의 나쁜 공기를 배출시키고 산소를 가득 차게 하여 호흡기를 깨끗하게 해주는 훌륭한 프라나야마 수행법이다. 몸속 산소량을 늘려 집중력을 높이고 마음을 맑게 해준다. 체온이 1도 오르면 건강을 유지하는 데 도움이 많이 되는데 카팔라바티 호흡에 사용되는 근육 활동을 향상시키고, 호흡 기관의 불순물을 제거하여 혈액순환을 원활하게 하며, 체온을 높여준다. 횡경막의 오르내림은 위장과 심장에 좋은 영향을 준다. 이 호흡은 호흡의 4배로 심장이 빨리 뛰게 하고 그에 맞춰 맥박, 내면의 파동이 같이 빨라진다.

정뇌 호흡은 뇌의 혈액순환을 왕성하게 한다. 그러나 이러한 작용이 갑자기 일어나면 대단히 어지럽고 쓰러지는 경우도 종종 있으니 주의해야 한다.

1) 수리야카팔라바티

① 무릎을 꿇고 앉는다. 오른손은 무릎 위에 팔꿈치를 펴서 올린다. 왼손은 비슈누 무드라로 두 번째, 세 번째 손가락을 굽히고 네 번째, 다섯 번째 손가락은 피고, 엄지손가락으로 왼쪽 코를 막는다.

② 마시는 숨에서는 길고 조용히 배를 볼록하게 내민다. 이때 근육은 이완되며 폐에 공기가 가득 찬다.

③ 내쉬는 숨에는 짧고 강하게 복부를 안으로 당긴다. 이때 근육이 조여들고 횡경막이 올라가며 폐에서 공기가 빠져나간다.

④ 처음에는 30번씩 5회 정도 실행했다가 점차 횟수를 늘려 나중에는 60회씩 5회 정도까지 할 수 있다.

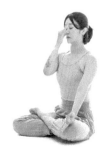

2) 찬드라카팔라바티

① 무릎을 꿇고 앉는다. 왼손은 무릎 위에 팔꿈치를 펴서 올린다. 오른손은 두 번째 세 번째 손가락을 굽히고 네 번째 다섯 번째 손가락은 펴서 엄지손가락은 오른쪽 코를 막는다.

② 마시는 숨에서는 길고 조용하게 배를 볼록하게 내민다. 이때 근육은 이완되며

폐에 공기가 가득 찬다.

③ 내쉬는 숨에는 짧고 강하게 복부를 안으로 당긴다. 이때 근육이 조여들고 횡경막이 올라가며 폐에서 공기가 빠져나간다.

④ 처음에는 30번씩 5회 정도 실행했다가 점차 횟수를 늘려 나중에는 60회씩 5회 정도까지 할 수 있다.

3) 시탈리

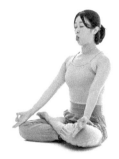

시탈리(Shitali)는 서늘함을 의미한다.

① 상체를 반듯하게 펴 무릎을 꿇고 앉는다.

② 두 손은 무릎 위에 손등이 천장을 향하게 편안하게 둔다.

③ 입을 벌려 입술을 'O'로 만든다.

④ 혀의 옆부분과 끝은 어금니부터 앞니까지 닿아야 하며 위로 들려져서 말려야 한다.

⑤ 말려진 혀를 입술 밖으로 내민다. 폐를 가득 채우기 위해 'sssssa' 소리를 내면서 말려진 혀를 통해 공기를 빨아들인다. 공기가 빨대를 통해 흡입되듯 들어온다. 들어오고 나면 혀를 풀고 입을 다문다.

⑥ 가득 마신 후 턱을 쇄골 가까이 두고 잘란다라 반다 자세로 취하고 다시 물라 반다를 행하면서 5초 정도 호흡을 보유한다.

⑦ 코를 통해 'hhuuuuum' 소리를 내면서 내쉰다.

⑧ 이렇게 5~10분 정도 위의 부분들을 되풀이한다.

4) 싯카리

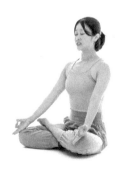

① 상체를 반듯하게 펴 무릎을 꿇고 앉는다.

② 양손은 무릎 위에 손등이 천장을 향하게 편안하게 둔다.

③ 윗니와 아랫니를 살짝 붙여둔 채 입을 열어 숨을 마신다.

④ 내쉬는 숨은 코로 내쉰다.

⑤ 양쪽 입술 사이에 혀를 붙이고 입에서 '싯(sit)' 소리를 내며 숨을 마신다.

⑥ 마시는 숨이 끝날 무렵에 잘란다라 반다를 하고 숨을 참은 상태에서 물라 반다를 하고 내쉬기 전에 우디아나 반다를 한다.

⑦ 내쉬는 숨은 반드시 코로 내쉰다.

⑧ 이렇게 5~10분 정도 위의 부분들을 되풀이 한다.

* 싯카리(sitkari): 싯카리와 시탈리는 입으로 숨 쉬는 흔치 않은 호흡법이다. 싯카리에서는 혀끝으로 입천장을 누르고 천천히 '쉿잇' 소리를 내며 들이쉰다. 최대한 길게 멈춘 다음 코로 천천히 내쉰다. 싯카리와 시탈리는 몸을 차게 해 주고, 배고픔과 갈증을 덜어 준다. 그러므로 더운 날씨나 단식을 할 때 매우 유용하다.

차크라

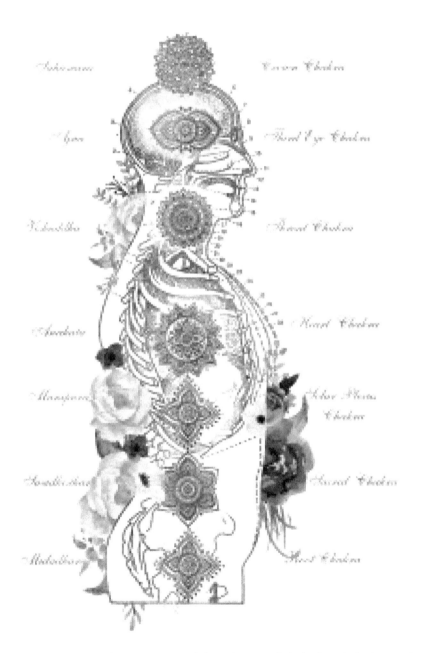

생명 에너지 혹은 우주 에너지를 '프라나(Prana)'라고 하고, 프라나가 집중되어 있는 곳을 '차크라(Chakra)', 프라나가 흘러가는 통로를 '나디(Nadi)'라 한다. 즉 차크라란 '생명 에너지가 집중되는 에너지 센터'라 할 수 있다. 차크라는 에너지의 중심이며, 에너지 층마다 달라진다.

차크라는 물질적, 정신의학적, 또는 현재의 어떤 과학적 형태로도 정확하게 규명될 수 없는 인간 정신의 중심부이다. 차크라는 '슈끄시마 프라나(sukshma prana, 미세한 에너지)'라고 하는 미세한 생명력이 활동하는 중심부이다. 차크라는 교감신경계, 부교감신경계와 같은 자율신경계와 관련되어 있으며, 우리의 온몸 구석구석과 긴밀하게 연결되어있다.

여섯 차크라는 수슘나관을 따라 위치하며 일곱 번째인 사하스라라 차크라는 머리 상부에 위치한다. 각 차크라에서 관장하는 나디의 숫자는 연꽃잎의 숫자로 표시된다. 연꽃잎은 쿤달리니가 차크라를 통과할 때 발생하는 소리의 진동으로 나타난다. 그 자체의 색깔이나 요소, 뿌리를 지니고 있는 사하스라라 차크라 이외의 나머지 차크라들은 척추관을 따라 신경망으로 연결되어 있다.

수슘나관의 맨 아래는 물라다라 차크라이며 항문 위의 선골 신경총이다. 여기에 쿤달리니가 잠자고 있다. 다음은 스바디스타나 차크라로서 전립선 신경총에 해당된다. 마니푸라 차크라는 세 번째 차크라인데 태양 신경총에 해당되며 프라나의 주 저장고이다. 아나하타 차크라는 심장 부근에 위치하며 심장 신경총에 해당된다. 비슈다 차크라는 목 부근으로 후두선 신경총이다. 아즈나 차크라는 양 미간 사이에 위치하며 동굴 신경총에 해당된다. 사하스라라 차크라는 일곱 번째이며 가장 높은 차크라인데 송과선에 해당된다.

쿤달리니가 각각의 차크라를 통과할 때마다 각기 다른 의식을 경험한다고 한다. 쿤달리니가 사하스라라 차크라에 도달했을 때 사마디(초의식)에 이르게 된다. 이때, 비록 물질세계에 연결되어 있다고 하더라도 요기들은 시간과 공간과 인과를 넘어선 참 존재의 경지에 이르게 되는 것이다.

1번 차크라: 물라다라 차크라(뿌리 혹은 회음부 차크라)

물라다라는 가족관계를 관장하고 생존 의지, 소속감, 신중함 등과 관련이 있다. 물라다라 차크라에는 유년기의 기억이 저장되며, 기본적인 욕구가 충족됐는지의 여부도 여기에 포함된다. 물라다라가 막히거나 균형이 깨지면 애정에 굶주리고, 자존감이 낮아지며, 자기 파괴적인 행동을 하게 된다. 몸이 약해 잘 아프며, 인내심이 부족하고 불평을 많이 하며 물질적으로도 늘 부족함을 느끼게 된다. 반대로 균형이 회복되면 힘과 자신감이 넘친다. 두 발로 당당히 서서 자신을 보살필 수 있게 된다. 건강하고 외부 스트레스에 대한 저항력이 크다. 물질 관념이 뚜렷하며, 물질적인 성공을 이룬다.
원소:흙 / 색: 빨강 / 소리: 람(LAM)

2번 차크라: 스바디스타나(천골 혹은 골반 차크라)

이 차크라는 생식기나 성기와 관련이 있으며, 유연성, 창의력, 생식능력을 상징한다. 있는 그대로 해석해도 좋고, 혹은 행복하고, 풍족하고, 창의적인 삶과 연관지어 생각해도 좋다. 스바디스타나의 균형이 깨지면 감정이 불안해지고, 죄책감을 느끼며, 자신을 몰아붙이게 된다. 샥티 에너지가 부족하며, 성관계에 흥미가 없다. 균형이 회복되면 샥티 에너지가 활발해지고 창의력이 넘치며 성격이 긍정적으로 바뀌고, 변화를 잘 수용하게 된다. 마치 바다의 밀물과 썰물처럼 흐름을 타게 된다.

원소: 물 / 색: 주황 / 소리: 밤(VAM)

3번 차크라: 마니푸라(배꼽 차크라)

'몸에 기운이 펄펄 난다'는 말을 들어봤을 것이다. 마니푸라의 균형이 맞으면 몸에 생동감이 넘치고 자존감과 자존심이 향상돼 생산적인 행동을 취할 수 있다. 이 균형이 깨지면 스스로 원해서 시작한 일도 금방 포기하는 것을 반복한다. 원하는 것을 얻지 못하며, 인생에서 이룬 것이 많이 없다. 원하는 것이 무엇인지도 모르고 주관을 상실한 상태에서 어떠한 질문에 대해서 대부분 모른다고 대답한다. 용기를 잃고, 자존감이 상실되고, 기력이 없고, 삶이 정체된 느낌이 든다. 이 차크라를 단련하면 내면의 진정한 힘을 일깨워서 실패에 대한 두려움 없이 일을 진행할 수 있다. 원하는 목적은 수단과 방법을 가리지 않고 무조건 해낸다. 의지력이 강해서 포기하지 않으며, 내면의 힘과 변화에 대한 수용성이 좋아져 현대 사회를 살아가는 데 도움이 많이 된다.

원소: 불 / 색: 노랑 / 소리: 럼(RAM)

4번 차크라: 아나하타 차크라(가슴 차크라)

동정심과 용서, 수용을 통해 내면에 무조건적인 사랑을 일깨운다. 가슴 차크라가 막히면 이기적이며 사람을 무시한다. 자기만 생각하며 차가운 성질을 가지고 있다. 자연이나 동물도 돌보지 못한다. 소유욕이 강해지고, 타인에게 의존하게 되며, 비정상적인 관계를 맞게 된다. 거절에 대한 두려움 때문에 사회로부터 고립되기도 한다. 아나하타 차크라를 자극하면 가슴을 다시 열어서 과거의 상처를 치유하고, 무조건적인 사랑을 베푸는 방법을 터득하여 건강한 관계를 맺을 수 있게 된다. 기쁨과 사랑이 충만해지고, 인정과 동정심이 많아서 그냥 지나치지를 못한다. 용서를 잘하며 이해심이 많다. 희생, 헌신, 친절함으로 무장된다. 공기와 느낌이 전달되는 것으로도 사람을 파악한다(진동은 공기에 의해 전달되며 촉각에 의해 받아들여진다).

원소: 공기 / 색: 녹색 / 소리: 얌(YAM)

5번 차크라: 비슈다 차크라(목 차크라)

이 차크라가 막히면 자신의 목소리나 본심을 입 밖으로 내지 못한다. 혹은 지나치게 수다스러워 남들의 말에 귀를 기울이지 않기도 한다. 창의력이 없으며, 제한적인 삶을 산다. 말을 할 때 설득력이 떨어지며 원하는 대로 삶이 진행되지 않을 때가 많다. 직관력이 부족하여 실수를 많이 하고, 잘못된 길로 가게 된다. 이 차크라를 자극해서 열어내면 더 생산적인 방식으로 감정을 전달할 수 있게 된다. 타인의 말도 경청하게 되고, 편견 없이 타인의 진심을 읽을 수 있다. 의지가 강하며, 사람들이 시도하지 않는 것을 한다. 창조를 즐기며, 자기만의 방법을 생각한다. 요리, 옷, 요가 모두 자기 스타일이 있다. 설득을 잘하며, 이는 요가 선생님으로서 중요한 부분이다. 직관력을 가지고 있고, 지식이 없어도 육감적으로 느끼거나 직관력으로 인해 실수를 잘 하지 않는다.

원소: 공간 / 색: 파랑 / 소리: 함(HAM)

6번 차크라: 아즈나 차크라(제3의 눈 차크라)

이 차크라는 직감, 혹은 육감과 관련이 있으며, 다른 모든 차크라의 기능을 관장한다. 이 차크라가 제대로 작동하면 깊은 통찰력을 발휘할 수 있고, 삶의 장애물과 마주할 때 내면의 지혜에 따라 올바른 결정을 내릴 수 있다. 기억력과 논리력이 좋아서 이해도가 높다. 편하게 이해하여 공부를 즐기면서 할 수 있고, 논리에서 벗어난 행동을 잘 하지 않는다. 생각, 행동이 명쾌하며 깔끔하고 심플한 삶을 산다. 제3의 눈 차크라를 단련하면 마음이 열려 더 큰 그림을 보고, 색다른 관점을 수용하는 게 쉬워진다. 오감으로는 감지할 수 없는 지혜도 받아들일 수 있다. 이 차크라가 막히면 편협해지고, 논리에 집착하며, 타인을 믿지 못하는 냉소적인 사람이 된다. 암기력도 부족하고 게으른 성향으로 인해 학생은 공부에 어려움을 겪고 직장인은 일을 할 때 즐기지 못한다. 생각하는 것을 싫어하여 TV나 컴퓨터를 선호한다.

원소: 빛 / 색: 남색 / 소리: 옴(OM)

7번 차크라: 사하스라라 차크라(정수리 차크라)

정수리 차크라는 아름다움과 연결되어 있으며, 영적인 세계와 관련이 있다. 이 차크라는 육체의 한계를 벗어나 당신의 진정한 모습을 발견할 수 있게 해준다. 즉, 당신이 영적인 존재라는 사실을 깨닫게 도와준다. 똑똑한 것과는 다른 현명함이 있다. 예를 들면, 오늘만 생각하고 내일을 생각하지 않는 것은 똑똑할 순 있으나 현명하다고 할 수 없다. 눈에 보이지 않지만, 최상의 존재라 할 수 있다. 아집이 사라진다. 나무만 보지 않고 숲을 바라볼 줄 안다. 이상주의자이며 스스로 현명해지길 원한다. 자존감이 강하며 나보다 낮은 것을 높여준다. 돈에 매수되지 않는 가치를 가진다. 정수리 차크라는 몸 안에 존재하는 게 아니라 정수리 위에 떠있다. 이 차크라가 닫히면 현재만 생각하며 미래나 이상적인 생각은 하지 못한다. 돈으로 뭐든지 살 수 있다고 생각하며, 눈에 보이지 않는 것에 대한 인지력이 부족하다. 행복을 외부에서만 찾기 때문에 괴로움을 겪게 된다. 이 차크라를 단련하면 어떤 상황에서도 자유로움을 느낄 수 있다.

원소: 우주 에너지 / 색: 보라색 혹은 흰색 / 소리: 옴(AUM)

반다

반다(bandhas)란 산스크리트어로 '잠그다'라는 뜻을 지녔다. 고급 호흡법의 수련을 통하여 프라나를 보존하고 이용하는 데 알맞은 자세이다. 신체의 어떤 부분이 수축되거나 조절되는 자세이다. 이 자세는 프라나를 저장해 영적인 에너지로 순환한다. 반다의 종류에는 물라, 우디야나, 그리고 잘란다라 반다가 있다. 그리고 마하 반다는 이 세 가지 반다의 결합이다.

프라나야마의 수행으로 프라나가 몸 안에 흐르도록 하기 위해서는 에너지의 분산을 막고 다른 부분에 해가 없도록 정확한 부분에 프라나를 옮기기 위해 반다를 써야 한다. 그래서 전통적으로 반다가 그란티(granthis,차크라의 막힘)를 파괴하는 가장 효과적인 방법의 하나로 알려져 있다. 더불어 현대의 근육 이완 치료법의 원리가 신체적, 정신적인 긴장을 제거하기 위해 먼저 긴장을 최대로 극대화해 더욱 완전한 이완을 이룰 수 있다고 하는 점에서 매우 흥미로워 보인다.

한편 반다는 '강에 댐을 만들다', '다리를 놓다'로 해석되기도 한다. 이것은 반다가 세속적인 존재의 세계인 삼사라(samsara)의 대양을 건너 해탈의 저 건너편에 닿기 위한 수단이라는 의미로 해석될 수 있다. 다른 한편으로는 물을 댐으로 막으면 물이 넘치게 되고 댐을 치우면 물이 확 몰려나오게 된다. 가득 저장하여 필요할 때 쓸 수 있듯이 반다를 함으로써 프라나를 몸에 가득 채워 가두었다가 수행자의 의도대로 적절히 사용할 수 있다는 의미로도 해석할 수 있다.

즉, 인체라는 항아리 속에 프라나를 가득 채워 막는 것이 반다라면 무드라는 그것을 몸속에서 운용하는 것이다. 그래서 이러한 반다로부터 생성되는 힘은 보통 튜브 속에 주입되는 압력으로 비유되기도 한다.

- 물라 반다는 이 튜브의 가장 아래쪽을 봉인하는 것이고
- 잘란다라 반다는 윗부분을 막고
- 우디야나 반다는 위아래가 막힌 튜브를 확장하여 갇힌 프라나의 압력을 증대한다.

그러므로 반다는 호흡이나 무드라를 주요 행법으로 하는 쿤달리니 요가의 기본으로서 매우 중요하며 실제로 대부분의 무드라는 반다와 함께 행해진다. 물라 반다, 우디야나 반다, 잘란다라 반다 순서로 가되, 마지막 잘란다라 반다로 갈 때 먼저 했던 반다가 풀리면 안된다.

잘란다라 반다 Jalandhara

산스크리트어 '잘라(Jala)'는 그물, 거미집, 격자 또는 망사를 뜻한다. 잘란다라에서 목과 목구멍은 수축되고

턱은 쇄골쪽으로 내린다. 하지만, 사람마다 신체적인 상황이 다르다. 고개를 숙였을 때 턱이 가슴뼈에 닿을 수도 있고 안 닿을 수도 있다. 턱을 내려서 목 앞쪽 근육을 조이고 에너지가 나가지 않는 것이 느껴져야 한다. 사하스라라 차크라(정수리에 위치한 차크라) 아래 머리 뒷부분에서 흘러나오는 감로[1]는 목 뒷부분으로 떨어져 저장된다. 감로는 이곳으로부터 비슈다 차크라를 거쳐 마니푸라의 불에 다다르고 그곳에서 인체의 대사과정에 열과 에너지를 제공하며 타서 없어진다. 그러나 잘란다라 반다를 행함으로써 이 감로를 비슈다 차크라에 유지할 수 있다. 경전에서는 다음과 같이 잘란다라 반다를 설명하고 있다.

"목을 당겨 조이고, 턱을 가슴에 꽉 붙인다. 이것이 잘란다라 반다로서 늙음과 죽음을 파괴한다.
잘란다라 반다는 기도를 막아 감로가 위에서 흘러내리지 못하게 하기 때문에 이렇게 이름 붙였다."

이 반다는 목의 모든 고통을 없애준다. 목을 수축하는 잘란다라 반다를 유지하는 한 감로가 위의 불 속으로 떨어지지 않고, 기가 바르게 흐른다.

심장, 경선, 뇌를 포함한 머리로 흐르는 혈액과 프라나를 조절한다. 만약, 잘란다라 반다 없이 프라나야마를 행한다면 즉시 심장, 안구, 귓속에 압박이 느껴지고 현기증을 느끼게 된다.

잘란다라 반다는 인간의 배꼽 부위에 있는 소화의 불이 사하스라라 차크라로부터 흘러나오는 감로를 마셔 소진해 버리는 것을 막기 때문에 그렇게 불린다. 요가적인 개념으로서 잘란다라 반다로 감로의 흐름을 막는다는 것은 생리적으로는 신체에서 일어나는 모든 화학반응에 의한 변화에 영향을 미친다는 의미이다. 이는 생리학에서의 음식물을 분해하여 에너지를 생성하는 반응과 에너지를 필요로 하는 분자의 합성과 관계된다. 이는 잘란다라 반다의 위치가 바로 이러한 대사율을 조절하는 갑상선 호르몬 '티록신(thyroxine)'이 분비되는 목의 앞부분이기 때문이다. 티록신은 영양소의 소비, 세포의 재생, 조직의 노화 등 세포 수준에 이르기까지 온 몸 깊숙이 영향을 미친다. 목을 수축함으로서 인체의 조직 대사율을 조절하는 갑상선 또는 부갑상선을 눌러 정상적인 호르몬 분비를 도와주는데 특히 갑상선 기능 항진을 완화하고 조절하는 것으로 많은 요가 문헌에서 설명하고 있다. 이것이 요가적인 표현에서 '불사의 감로를 막는다'는 것의 의미이다.

70 목을 당겨서 수축시키면서 턱을 가슴에 꽉 붙인다. 이것이 잘란다라 반다로 늙음과 죽음을 극복한다.
71 이것은 감로가 아래로 흐르는 모든 나디의 통로를 막기 때문에, 잘란다라 반다라고 한다. 이 반다는 목의 모든 질병을 없애준다.
72 목을 수축시키는 잘란다라 반다를 수행하면, 불사의 감로는 소화의 불 속으로 떨어지지 않고 기는 흐트러지지 않는다.
73 목을 수축함으로써 이다와 핑갈라 두 나디는 완전히 통제된다. 목에는 중앙 차크라가 있기 때문에, 이

---

1) 감로는 산스크리트어로 '암리타(amrita)'라고 하며, 신들이 마시는 물로써, 불사의 효험이 있다고 한다.

반다는 16부위에 대한 반다가 된다.

74 항문을 수축하는 물라 반다를 하고, 배를 끌어당기는 우디아나 반다를 하고, 이다와 핑갈라를 막는 잘란다라 반다를 통해 기가 슈슘나로 흐르게 해야 한다.

75 이러한 방법으로 기는 소멸한다. 기가 소멸되었기 때문에, 죽음이나 늙음이나 질병 등은 없다.

76 요가행자들은 이것이 위대한 달인들이 수행한 최고의 세 반다이며, 이것이 모든 하타 요가 수행법 중에서 성공의 수단이라는 것을 알고 있다.

77 신성한 달에서 흘러나오는 불사의 감로를 태양이 모두 마셔버린다. 그렇기 때문에 육체는 노쇠해진다.
– 하타 요가 프라디피카 II.호흡 70, '잘란다라 반다'편 –

위에서 얘기하는 목의 여러 질병은 보통 목의 염증, 과도한 점액, 말더듬증 또는 편도선염과 같은 목의 부조(不調)를 경감시키는 것을 말한다. 그 밖에 목소리를 아름답게 하고 흉부의 프라나를 증가시키는 효과가 있다.

우디야나 반다 Uddiyana bandha

'우디야나(Uddiyana)' 반다는 큰 새가 하늘을 날듯이 기 에너지가 슈슘나 나디를 통해 상승하기 때문에 붙여진 이름이다. 횡격막을 흉부까지 들어 올리고 복부 기관을 척추 쪽으로 끌어당기는 것이다. 복부를 수축하여 척추 쪽으로 끌어당기는 복부 수축으로도 알려진 이 반다는 소화 기관과, 부신, 신장 그리고 태양신경총을 압축하여 눌러준다.

특히 태양신경총이 압박되면 요가 생리학적으로 가슴과 복부는 치료의 효과가 있는 에너지로 가득 차게 된다. 생리적으로는 인체가 즉각적인 신체활동을 준비하는 데 관여하는 자율신경계의 교감신경 체제를 완화시키며 스트레스와 근심을 조절하여 더욱 효율적으로 작용하게 한다.

우디야나 반다는 숨을 내쉰 뒤 바야 쿰바카를 하는 동안만 행해져야 한다. 즉, 숨을 내쉬고 나서 다시 마시기 전에 행한다. 횡격막을 들어 올려 생기는 공간은 심장 근육을 부드럽게 마사지하고 좋은 상태가 되게 한다. 안타라 쿰바카 동안 숨을 마시고 내쉬기 전의 멈추는 시간에 행해서는 안 된다. 그렇지 않으면 심장과 횡격막을 긴장시키게 되고 눈이 부을 것이다.

경전을 중심으로 수행 방법과 효과를 살펴보면 다음과 같다.

첫째, 배꼽 아래에서 위에 이르기까지 복부를 수축한다. 이것이 죽음의 신 코끼리를 내쫓는 사자와 같은 우디야나 반다이다. 큰 새는 이 반다에 의해 끊임없이 중앙의 슈슘나로 솟아오른다.

둘째, 배꼽 위아래 복부를 수축하여 내장이 등에 닿을 정도로 등 쪽으로 끌어당긴다.

즉, 우디야나 반다는 가슴의 프라나와 하복부의 아파나를 마니푸라 차크라의 사마나기와 결합하여 슈슘나 나디를 통해 상승시키는 역할을 한다.

우디야나 반다의 효과는 매일 쉬지 않고 4번씩 이 행법을 수행하면 내장은 청정해지고, 그 결과 몸의 기는 정화된다. 요가 수행자가 이 무드라를 6개월간 수행하면 반드시 죽음을 극복한다. 위장의 불(식욕)이 점화되고 소화액이 증가한다. 이 수행을 통해 육체는 완성되고 요가 수행자의 질병은 소멸된다.

스승이 가르쳐준 대로 우디야나 반다를 습관처럼 열심히 수행하자. 그러면 비록 늙었을지라도 다시 젊어질 수 있다. 우디야나 반다는 모든 반다 가운데 최고다. 우디야나 반다에 통달하면 해탈은 저절로 이루어진다. 그래서 이 반다는 죽음을 상징하는 코끼리를 죽인 사자라고 불린다.

우디야나 반다는 물리적으로 늘어진 내장을 끌어 올리기 때문에 노화나 아랫배의 혈액순환을 도와준다. 이 반다는 보통 반다의 맨 마지막에 하는데 숨을 마시면서 물라 반다를 하고, 숨을 다 마신 다음에 잘란다라 반다를 하고, 숨을 내쉬기 직전에 우디야나 반다를 한다.

*무드라
(1) 샥티 찰라니 무드라
(2) 케챠리 무드라
(3) 삼하비 무드라
(4) 산무키 무드라

물라 반다 mulabandha

물라 반다의 '물라(mula)'는 산스크리트어로 근본 또는 토대라는 의미를 지니고 있는데 이는 물라 반다가 생명 활동의 근본이 되는 중요한 행법이기 때문이다. 뿌리를 뜻하는 '루트(root)'라는 의미에서부터 근원, 시작 등 여러 가지 뜻이 있으며 요가의 뿌리가 되는 기초이며 근원이라는 뜻이 남겨있다. 뿌리의 잠금으로 이해하자.

하향하는 아파나기는 인간 의식을 낮은 곳으로 이끄는 것으로 대표된다. 이것은 세속적인 요소들로서 본능적인 욕망을 만족시키는 것, 지나친 방임, 무기력, 무관심, 게으름 등과 같은 것이다. 이렇게 의식이 아래로 내려오는 것을 막고 그것을 위로 되돌리는 중요한 행법이 바로 물라 반다이다.

물라 반다는 항문과 음낭 사이의 부분이다. 이 부분을 수축시킴으로써 그 기운이 아래로 향하는 아파나 바유(하복부에 위치한 프라나)는 가슴 부분에 자리하고 있는 프라나 바유와 합쳐지기 위해 위로 흐르게 된다. 우선 안타라 쿰바카(들이마신 뒤의 지식) 중에 행해져야 한다. 배꼽과 항문 사이의 하복부 부분은 척추 쪽으로 수축하고 횡경막 쪽으로 끌고 올라간다. 우디아나 반다에서 항문에서 흉골 부분의 횡경막까지의 전체가 척추 쪽으로 끌어 당겨 올려지는 반면 물라 반다에서는 항문과 배꼽 사이의 전체 하복부가 수축되어 축추 쪽으로 당겨지고 횡경막 쪽으로 올려진다.

숙련된 구루의 지도 없이 혼자 우디아나 반다와 물라 반다를 수행하면 위험이 따를 수 있으니 주의한다.

경전에 나타난 물라 반다의 수행법은 다음과 같다.

발뒤꿈치로 회음을 누르고 항문을 수축하여 하향하는 성향이 있는 아파나 바유(apana-vayu)를 강하게 위로 끌어 올린다. 왼발 뒤꿈치로 회음을 누르고 항문을 수축하여 배꼽 주변의 내장 기관을 척추 쪽으로 끌어당긴다. 오른발 뒤꿈치는 성기나 치골 부위에 댄다.

발꿈치로 항문을 누르면서 아파나가 상승할 때까지 반복하여 회음을 강하게 수축한다. 일반적으로 물라 반다는 항문 주의의 모든 질병을 치료하며 특히 여성의 요실금이나 남성의 조루증 등의 예방과 치료, 그리고 노화방지에 효과적인 것으로 알려져 있다. 그러나 물라 반다의 효과는 그보다 훨씬 지대하다. 요가 생리학적으로 72,000개의 나디는 '칸다(kanda)'라고 하는 인체의 회음부에서 시작한다고 보는 것이 일반적이다.

경전에 나타는 이 반다의 효과를 살펴보면 다음과 같다.

프라나와 아파나가 물라 반다의 힘에 의해 결합할 때 요가 수행자는 요가의 완성을 이룬다. 이것은 의심할 여지가 없다. 끊임없이 물라 반다를 수행하면 대소변이 감소하고 프라나와 아파나의 합일이 이루어지며 늙은이도 젊어진다.

만약에 이 반다의 수행으로 프라나와 아파나를 결합시킬 수 있으면 그것은 태궁 무드라가 된다. 태궁 무드라를 성취하면 이 지상에서 성취하지 못할 것이 무엇이겠는가. 이 반다 덕택에 요가 수행자는 결가부좌를 한 채 공중에 뜰 수 있다.

물라 반다의 수행은

첫째, 성(性)적인 치유 효과가 있다. 영적인 에너지는 정신적이거나 성적인 표현을 포함하여 여러 가지 방법으로 표현될 수 있다. 물라 반다는 성적 충동을 제어하는 수단인 동시에 많은 성적인 문제를 경감시키는 방법이기도 하다. 언뜻 보면 이 말은 상반된 두 주장으로 들린다.

그러나 성에 대한 통제는 생식력의 손실을 의미하는 것이 아니라 성적인 에너지를 영성의 계발을 위해서 위로 올리거나, 혹은 결혼생활에서의 질을 높이기 위해 아래로 내리는 제어 능력을 말한다.

둘째, 여성의 임신과 출산에 많은 이점을 가져다준다. 임신 기간 동안 물라 반다를 수행하여 자궁 근육의 신축성을 유지하면 이는 출산 시 고통 없는 분만을 도와준다. 또한 출산 후에는 물라 반다를 행함으로서 임신과 출산으로 늘어난 근육을 빠르게 다시 정상으로 되돌릴 수 있다. 그 밖에 탈장과 요실금에 아주 탁월한 효과가 있다.

셋째, 특히 폐경기 여성에게 나타나는 여러 생리적 불균형을 완화하고 부드럽게 변화시키는 효과가 있

다. 호르몬 변화에 따른 몸의 부조(不調)와 무기력, 흥분이나 성냄, 의기소침, 가슴이 두근거리거나 얼굴이 달아오르는 것, 고혈압 그리고 현기증과 같은 불쾌한 증상을 완화한다.

넷째, 정신병 치료에 탁월하다. 물라 반다를 포함하여 반다는 일반적으로 몸과 마음을 이완하는 강력한 수단이다. 우리가 다양한 성격 속에 반영되어 보는 어떤 병적인 공포증(phobia)이나 조병(躁病, mania), 병적인 흥분(hysteria), 우울증(depression), 불안(anxiety) 등과 같은 심리적인 긴장들은 물라 반다로 이완할 수 있다. 물라 반다는 삶을 어렵게 만드는 억압된 불안과 의식 너머의 감춰진 내적인 장애의 잠재의식과 무의식의 마음을 해방하기 때문이다.

이에 대한 생리적 근거는 이러하다. 물라 반다의 수행은 건강한 몸에 있어 부교감 신경체계의 활동을 증가시킨다. 이것은 호흡과 심박수, 혈압을 낮추고 뇌파를 안정시킨다. 그러면 전체적인 내분비계는 조화를 이루고 이것은 마음의 안정과 평정을 갖게 한다. 이때 마음은 이완되고 건강해진다. 그러나 무엇보다도 물라 반다의 수행은 쿤달리니의 각성과 밀접한 관계가 있다. 그것은 단순한 근육의 수축이 아니다. 하향하는 성향을 가진 아파나와 위로 올라가는 성향을 지닌 프라나를 호흡으로 결합하여 신체 내부에 불을 일으킴으로서 쿤달리니를 일깨우면 일반적인 보통 의식은 높은 의식으로 고양된다.

경전에서는 다음과 같이 말한다.

"아파나가 상승하여 배꼽 부분에 이르면 그곳에서 뜨거운 열이 발생한다. 그리고 그 열은 본래 따뜻한 성질을 가지고 있는 프라나와 만나 육체의 불을 대단히 강화한다. 이로 인해 잠자던 쿤달리니는 눈을 뜨고 채찍을 맞은 뱀처럼 '쉿'하고 소리를 내며 일어선다. 그러고 나서 뱀이 구멍에 들어가듯이 쿤달리니는 수슘나 속으로 들어간다. 그러므로 요가 수행자는 언제나 이 물라 반다를 수행해야 한다."

위에서 쿤달리니가 채찍을 맞은 뱀처럼 곧게 일어서는 표현에 대하여 묵티보다난다(Muktibodhananda, 1993)는 생리학적으로 이렇게 설명하고 있다. "쿤달리니가 깨어날 때 중추신경계(central nervous system)는 활성화되고 신체는 에너지로 가득차게 된다. 에너지는 하나의 신경세포(neuron)에서 불이 붙어 다음 신경세포로 이어지고 신경섬유체인은 강력해진 에너지의 힘으로 쭉 곧게 펴진다."

일반적으로 중추신경계를 통해 흐르는 에너지의 양은 쿤달리니의 그것과 비교할 때 낮은 정도에 지나지 않는다. 우리 대부분의 에너지는 감각기관을 통해 바깥으로 방출되기 때문이다. 물라 반다의 수행은 이렇게 바깥으로 나가는 에너지를 위로 끌어올림으로써 일상적으로 에너지가 부족한 상태인 뇌를 활성화할 수 있다.

* 무드라
(1) 아슈비니 무드라
(2) 유니 무드라
(3) 바즈롤리 무드라

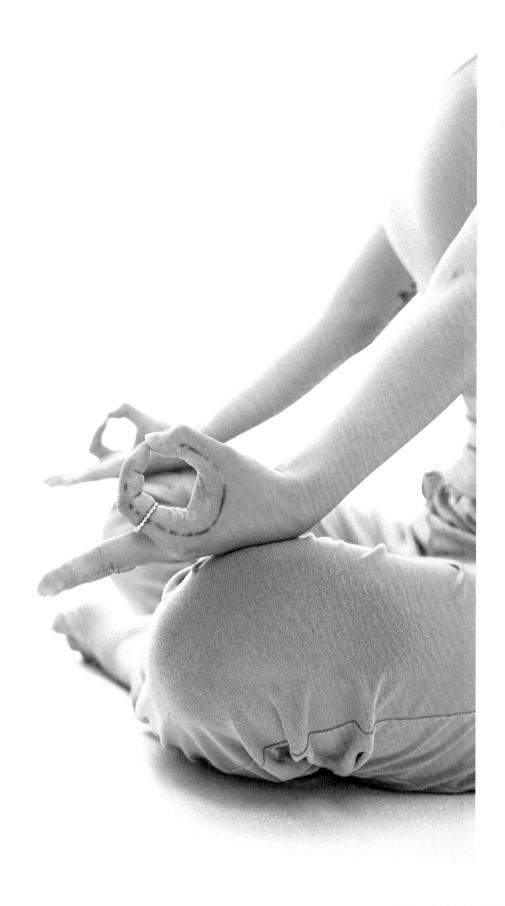

쿰바카 Kumbhakas

<월광>은 프라나야마를 '신체 안에서 움직이는 기(vayu)의 멈춤'으로 정의한다. 그리고 레차카 프라나야마-날숨 후 멈춤, 푸라카 프라나야마-들숨 후 멈춤, 쿰바카 프라나야마-멈춤에 의한 멈춤, 이렇게 세 종류가 있다.

쿰바카는 (Kumbhaka)는 숨을 마시고 내쉬는 사이에 멈춤, 숨을 채운 후 그것을 유지하는 것을 의미하며 반다는 쿰바카를 행하는 동안 실행되어야 안전하다.

브라흐마난다는 레차카, 푸라카, 쿰바카를 정의하고 다시 쿰바카의 특징을 설명한다.
레차카의 특성은 외적인 것, 즉 공기를 안에서부터 밖으로 내뱉는 것이다.
푸라카의 특성은 퍼져 있는 공기를 외부에서 안으로 흡입하는 것이다.
쿰바카의 특성은 항아리처럼 공기를 채운 후 유지하는 것이다. 그러나 쿰바카는 푸라카 프라나야마와 구별되지 않는다.

쿰바카는 '숨을 채운 후 그것을 유지하는 것을 의미한다'라고 생각하면 '들숨 후 그 숨을 보유'하는 푸라카와 동일하다, 따라서 브라흐마난다는 일단 쿰바카를 푸라카와 구별되지 않는다고 말한다. 하지만 분명 두 종류에는 차이점이 있다.
푸라카는 들숨 후 두 흐름을 멈추는 것이고, 쿰바카는 기본적으로 들숨 후의 멈춤이긴 하지만 '숨을 마시는 행위'가 아닌 들숨 후 '항아리처럼 채운 상태에서 콧구멍에서부터 숨을 학고히 유지하는 것'에 초점을 둔다. 쿰바카는 호흡의 측면보다 공기를 유지하는 것이 좀 더 우선된다는 점이 미묘한 차이라 할 수 있다.

쁘라나야마의 정의를 보면 '숨을 천천히 마시고 천천히 내쉬는 것' 혹은 '들숨과 날숨을 극단적으로 급격하게 실행하는 것'은 그냥 호흡하는 행위이며 정화법에 속하는 호흡 수련은 아니다. 호흡법은 '들숨 후 그 숨을 최대한 참는 것'을 말한다. 어떻게 생각하면 숨을 참는다는 것 자체가 자연스러운 호흡이 아니라 인위적인 것이라 생각할 수 있지만, 복식호흡을 하면서 저절로 숨이 멈춰지는 것을 경험할 수 있다고 생각하면 자연의 섭리에 거스르는 행동은 아니라 할 수 있다.

*쿰바카 수행 방법

초급자

들숨·멈춤·날숨의 비율 1:4:2

숨을 내쉰 다음 4초 동안 숨을 참으면서 숨이 배꼽으로 내려간다고 상상한다. 2초 동안 내쉰다. 이 과정을 반복한다.

중급자

들숨·멈춤·날숨의 비율 1:4:2

초급자와 동일하다. 하지만 다른 점은 숨을 마시면서 회음부를 조이는 물라 반다 후 숨을 참은 상태에서 턱을 당기는 잘란다라 반다를 실시한다.

숙련자

숨을 참을 수 있을 때까지 참고 숨을 참고 있는 동안 괄약근을 조이고 풀기를 반복한다.

주의사항

비율은 들숨 : 멈춤 : 날숨의 비율을 1:4:2 로 하고 점차 '멈춤'의 비율을 높인다.

숨을 최대한 마시려 하거나 억지로 참지 않는다.

무리하게 하지 말고 답답하거나 통증이 있으면 중지한다.

배가 부른 상태나 알코올을 섭취한 상태에서는 하지 않는다.

많이 쓰는 산스크리트 용어

산스크릿	발음	번역
asana	아사나	동작, 자세
ardha	아르다	절반
adho	아도	아래를 향한
angustha	앙구스타	엄지발가락
bhati	바티	빛난다
bandha	반다	구속, 속박, 묶다
baddha	바따	잡힌, 억제된
bherunda	베룬다	끔찍하고 무시무시함
bala	발라	아기
bhuja	부자	팔, 어깨
baka	바카	두루미
chakra	차크라	원. 바퀴
chandra	찬드라	달
danura	다누라	활
danda	단다	막대기
dwi	드위	두 개의
eka	에카	하나

산스크릿	발음	번역
ganda	간다	얼굴
gomukha	고무카	암소 닮은 얼굴
hasta	하스타	손
hala	할라	쟁기
jathara	자타라	복부
kapala	카팔라	두개골
kuruma	쿠루마	거북이
karnapida	카르나피다	귀 주위를 누름
kona	코나	각도
mukha	무카	얼굴
mala	말라	화환
manduka	만두카	개구리
mayura	마유라	공작
matsya	마치아	물고기
nava	나바	배
nataraja	나타라쟈	무용수, 춤의 신
paripurna	파리푸르나	가득한

산스크릿	발음	번역
parivrtta	파리브리따	회전된
pada	파다	발, 다리
paschima	파스치마	뒤
padma	파드마	연꽃
pida	피다	아픔, 고통
mukta	묵타	해탈, 깨달음
mukha	무카	얼굴, 입
pincha	핀차	턱, 깃털
setu	세투	다리
sarvanga	사르방가	몸 전체
supta	숩타	눕다
salamba	살람바	받쳐주는
sirsa	시르사	머리
sava	사바	송장
sitali	시타리	신체를 서늘하게 하는 호흡
surya	수리야	태양
tittibha	티티바	개똥벌레

산스크릿	발음	번역
tri	트리	셋
ujjayi	우짜이	폐가 완전히 펼쳐지는 호흡
upavista	우파비스타	앉혀진, 앉은
urdhva	우르드바	위쪽으로 향하는
utkata	웃카타	강력한, 격렬한
uttana	웃타나	강한 뻗음
utthita	웃티타	올려진, 신장된
ustra	우스트라	낙타
vinyasa	빈야사	흐름,연결
vrksa	브륵샤	나무
virabhadra	비라바드라	시바의 머리카락에서 만든 영웅
viparita	비파리타	전환된, 반대의
vayu	바유	생명 에너지
yogadanda	요가단다	요기의 지팡이

이정인

15분 EASY STRECH

슬림한요가, 마하하타요가, 타우플로우요가 저자
전국요가선수권대회심사위원_전국여성체육대회
리커버링요가마스터
웨이크업리트릿 디렉터
위크엔더스요가리트릿 요가,명상 수업 진행
아이디어코리아 강의 진행
현대자동차 미니런 행사 요가 수업 진행
잇존어패럴 엠버서더
울루루요가 대표교육강사

인스타 @jeongeun_yoga

요가란 마음의 작용을 없애는 것을 의미합니다.
여기서 말하는 마음의 작용에서 마음이란 단지 부정적인 마음만이 아니라
우리가 느끼고 생각하는 모든 마음을 이야기 합니다.
결국 요가를 통해 마음을 조절하여 인간 본래의 고요한 마음으로 돌아가
세상의 번뇌에서 자유로워짐을 의미합니다.

목스트레칭 I

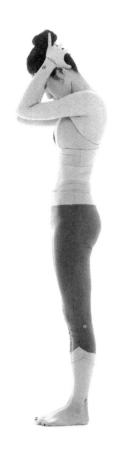

Exercise

① 발바닥에 힘을 주어 몸을 반듯하게 선다.

② 두 손을 깍지 껴 뒤통수에 대고 엄지손가락은 아래로 내려 힘을 주어 목 시작 부위를 꾹 누른다.

③ 마시는 숨에 뒷목을 길게 늘인다.

④ 내쉬는 숨에 깍지 낀 손으로 머리를 아래로 누른다.

⑤ 5회 정도 호흡하면서 자세를 유지한다.

Tip

• 목 앞쪽이 강하게 수축되지 않도록 뒷목을 길게 늘여 고개를 숙이도록 한다.

목스트레칭 II

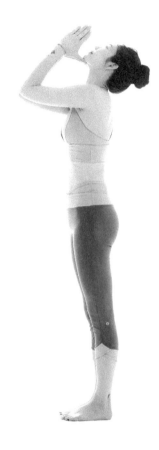

Exercise

① 발바닥에 힘을 주어 몸을 반듯하게 선다.
② 두 손을 합장하여 엄지손가락을 턱 아래에 댄다.
③ 마시는 숨에 턱을 앞으로 살짝 내밀며 앞 목을 길게 늘인다.
④ 내쉬는 숨에 고개를 뒤로 젖힌다.
⑤ 5회 정도 호흡하면서 자세를 유지한다.

Tip

• 뒷목이 꺾이지 않게 목 앞쪽을 길게 늘여 뒤로 젖힌다.

목스트레칭 Ⅲ

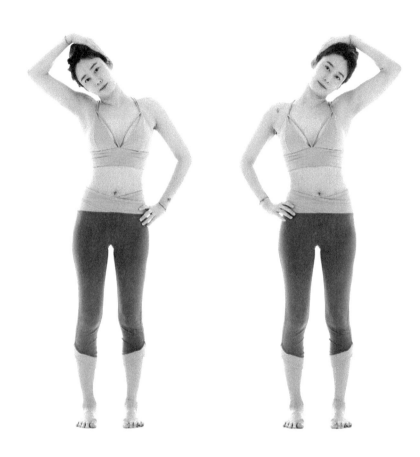

Exercise

① 두 발을 골반 너비로 벌려 반듯하게 선다.
② 왼손은 골반 옆을 잡고 오른손은 왼쪽 귀 위에 댄다.
③ 마시는 숨에 목의 왼쪽 측면을 길게 늘인다.
④ 내쉬는 숨에 고개를 오른쪽으로 지긋이 내린다.
⑤ 5회 정도 호흡하면서 자세를 유지한다.
⑥ 반대쪽도 같은 방법으로 반복한다.

Tip

• 손으로 머리 측면을 짓누르기보다 근육이 가는 결 따라 손으로 지긋하게 눌러 동작한다.

목스트레칭 IV

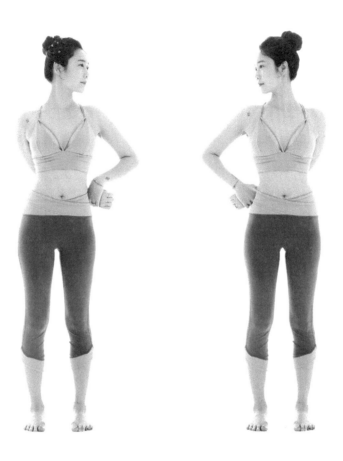

Exercise

① 두 발을 골반 너비로 벌려 반듯하게 선다.
② 오른팔을 등 뒤로 보내 왼손으로 오른 손목을 잡는다.
③ 마시는 숨에 상체를 반듯하게 편다.
④ 내쉬는 숨에 고개를 왼쪽으로 돌린다.
이때 양 어깨선이 틀어지지 않게 하고 턱을 아래로 내려 동작한다.
⑤ 5회 정도 호흡하면서 자세를 유지한다.
⑥ 반대쪽도 같은 방법으로 반복한다.

Tip

· 손목을 잡고 당길 때 상체가 따라 가지 않게 주의한다.

어깨 스트레칭 I

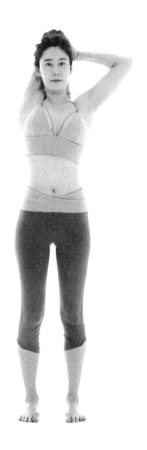
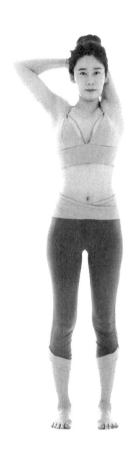

Exercise

① 두 발을 골반 너비로 하여 반듯하게 선다.
② 오른팔을 굽혀 팔꿈치를 뒤통수 중앙에 위치하게 하고 손은 견갑 사이에 둔다.
③ 왼손으로 오른쪽 팔꿈치를 잡는다.
④ 마시는 숨에 오른쪽 삼두를 늘인다.
⑤ 내쉬는 숨에 오른 팔꿈치를 뒤통수 중앙에 놓고, 머리로 밀어준다.
⑥ 5회 정도 호흡하면서 자세를 유지한다.
⑦ 반대쪽도 같은 방법으로 반복한다.

Tip

• 팔꿈치를 뒤통수 중앙에 위치하게 한다고 머리를 움직이거나 고개를 옆으로 돌리는 것이 아니라 머리는 그대로 두고 삼두를 늘려 팔꿈치를 뒤통수 쪽으로 가져와야 한다.

어깨 스트레칭 II

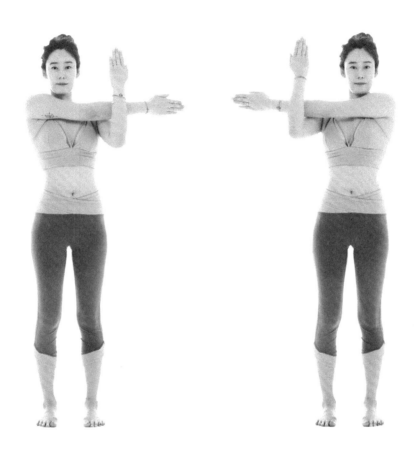

Exercise

① 양 다리를 골반 너비로 하여 반듯하게 선다.
② 왼팔을 오른쪽으로 보내 손등이 정면에 보이게 한다.
③ 오른팔을 굽혀 손가락이 천장 쪽으로 하여 손등이 정면에 보이게
한다.
④ 마시는 숨에 상체를 반듯하게 한다.
⑤ 내쉬는 숨에 오른팔로 왼팔을 당긴다.
이때 왼팔이 굽지 않게 반듯하게 펴서 동작한다.
⑥ 5회 정도 호흡하면서 자세를 유지한다.
⑦ 반대쪽도 같은 방법으로 반복한다.

Tip

• 어깨가 한쪽으로 틀어지거나 돌아가지 않도록 주의한다.

손목 스트레칭 I

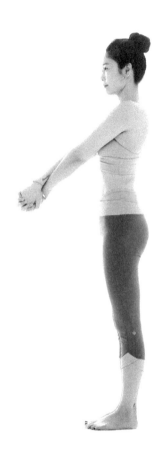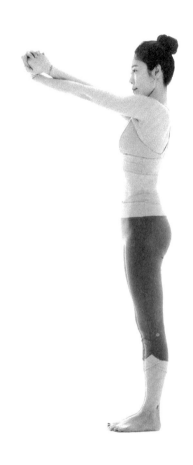

Exercise

① 몸을 반듯하게 자리에 선다.
② 오른 팔을 왼 팔 위로 올리고 양손은 깍지를 낀다.
③ 깍지 낀 손을 안에서 밖으로 한 바퀴 돌린다.
④ 마시는 숨에 깍지 낀 두 손을 천천히 위로 올린다.
⑤ 내쉬는 숨에 견갑을 아래로 내린다. 이때 손을 위로 올리더라도 어깨가 같이 따라가지 않게 주의한다.
⑥ 5회 정도 호흡하면서 자세를 유지한다.
⑦ 반대쪽도 같은 방법으로 반복한다.

Tip

• 팔을 위로 들어 올릴 때 깍지 낀 손이 풀어질 만큼은 들어 올리지 말고 팔을 위로 올릴 수 있을 만큼 들어 올린다.

손목 스트레칭 II

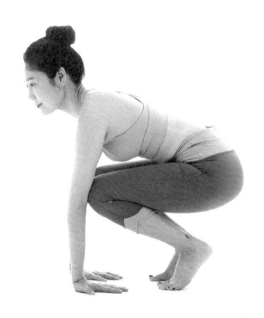

Exercise

① 무릎은 굽히고 뒤꿈치는 높이 들어 쪼그려 앉는다.

② 손가락이 발가락 쪽으로 향하게 손바닥을 바닥에 댄다.

③ 양쪽 팔꿈치 바로 위에 무릎을 댄다.

④ 마시는 숨에 양팔을 쭉 편다.

⑤ 내쉬는 숨에 무릎으로 팔을 밀어낸다.

⑥ 5회 정도 호흡하면서 자세를 유지한다.

Tip

• 조금 더 깊게 자세를 하고 싶다면 무게중심을 앞으로 이동해 무릎으로 좀더 강하게 밀어준다.

손목 스트레칭 Ⅲ

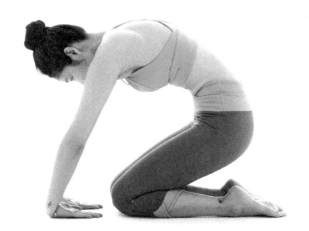

Exercise

① 무릎을 꿇고 앉는다.
② 손가락을 무릎 방향으로 손등을 바닥에 댄다.
이때 손등 전체가 바닥에 닿고, 손목은 뜨지 않게 한다.
③ 마시는 숨에 팔을 쭉 편다.
④ 내쉬는 숨에 등을 고양이 등처럼 말아 좀더 자극을 깊게 한다.
⑤ 5회 정도 호흡하면서 자세를 유지한다.

Tip

• 엉덩이를 뒤꿈치로 완전히 내리면 좀더 깊은 자극을
느낄 수 있다.

옆구리 스트레칭

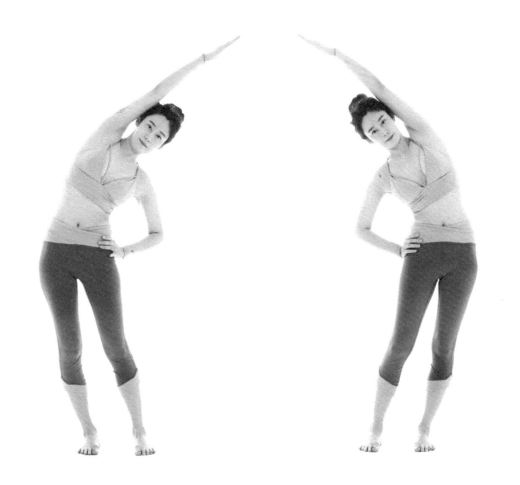

Exercise

① 양 다리를 골반 너비로 하여 반듯하게 선다.
② 왼손은 골반 옆에 대고 오른팔은 귀 옆으로 쭉 뻗는다.
손가락 끝까지 힘을 강하게 주어 뻗는다.
③ 마시는 숨에 오른쪽 측면을 길게 만든다.
④ 내쉬는 숨에 골반을 오른쪽으로 밀어내며 상체를 왼쪽으로 기울인
다. 이때 오른팔이 귀와 나란하게 있도록 목을 아래로 떨구지 않는다.
⑤ 5회 정도 호흡하면서 자세를 유지한다.
⑥ 반대쪽도 같은 방법으로 반복한다.

Tip

• 상체를 측면으로 기울이기보다 골반을 오른쪽으로 밀
어준다는 느낌으로 동작한다.

트위스트

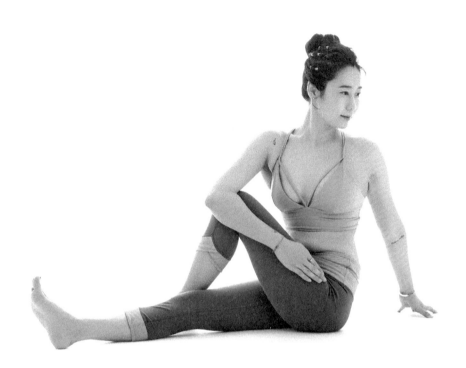

Exercise

① 양 다리를 앞으로 쭉 뻗고 앉는다.
② 왼쪽 다리를 오른쪽 다리에 넘기고 무릎을 세워 발바닥을 바닥에 댄다.
③ 오른쪽 발가락을 몸쪽으로 당겨 오른발은 Flex 한다.
④ 오른팔을 굽혀 팔꿈치를 무릎에 대고 오른쪽 손바닥을 허벅지에 댄다. 이때 무릎이 옆으로 벌어지지 않도록 무릎을 세운다.
⑤ 왼손은 엉덩이 뒤 바닥을 짚는다.
⑥ 마시는 숨에 상체를 반듯하게 편다.
⑦ 내쉬는 숨에 상체를 회전하여 어깨너머 멀리 바라본다.
⑧ 5회 정도 호흡하면서 자세를 유지한다.
⑨ 반대쪽도 같은 방법으로 반복한다.

Tip

• 양 골반이 바닥에서 뜨지 않게 바닥을 눌러 동작한다.

하체 스트레칭

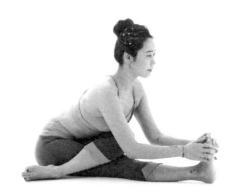

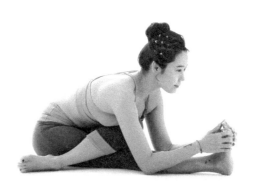

Exercise

① 양 다리를 앞으로 뻗고 반듯하게 앉는다.

② 왼발이 오른쪽 엉덩이 측면에 오도록 왼쪽 다리를 오른쪽 다리 위로 넘겨 굽힌다. 이때 오른쪽 무릎과 왼쪽 무릎을 겹쳐 일직선에 있도록 한다.

③ 이제 두 손으로 오늘 발바닥을 감싼다.

④ 마시는 숨에 상체를 반듯하게 편다.

⑤ 내쉬는 숨에 팔꿈치를 굽혀 상체를 아래로 숙인다.

⑥ 반대쪽도 같은 방법으로 반복한다.

Tip

• 상체를 숙였을 때 등이 굽지 않게 주의한다.

고관절 스트레칭

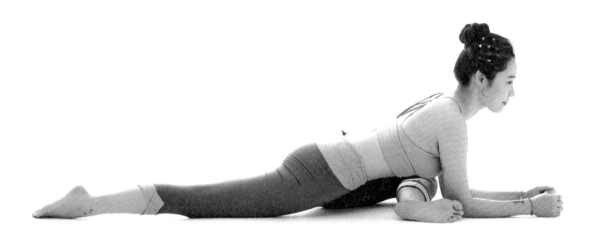

Exercise

① 왼 무릎을 굽혀 발목과 무릎이 일직선에 오도록 한다.

② 오른쪽 다리를 뒤로 뻗어 발등을 바닥으로 내린다.

③ 두 팔꿈치는 굽혀 왼쪽 다리 앞 바닥에 댄다.

④ 마시는 숨에 상체를 길게 편다.

⑤ 내쉬는 숨에 상체를 아래로 숙인다.

⑥ 5회 정도 호흡하면서 자세를 유지한다.

⑦ 반대쪽도 같은 방법으로 반복한다.

Tip

• 오른쪽 골반을 먼저 바닥으로 내리고 내쉬는 호흡에 왼쪽 골반도 바닥으로 내려 양 골반이 틀어지지 않게 주의한다.

발목 스트레칭

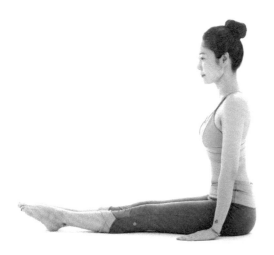 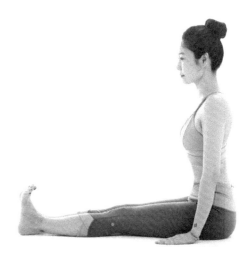

Exercise

① 양 다리를 앞으로 쭉 뻗어 반듯하게 앉는다.

② 두 손은 바닥으로 내리고 상체는 반듯하게 한다.

③ 마시는 숨에 발가락끝을 앞으로 쭉 밀어 Point 한다.

④ 내쉬는 숨에 발가락끝을 몸쪽으로 당겨 Flex 한다.

⑤ 5세트 정도 반복한다.

Tip

•• 동작을 할 때 등이 굽지 않게 상체를 계속 곧게 세운다.

역학

STRENGTH EXERCISE

타우플로우요가1, 2, 골반다이어트요가, 마하하타요가,
걸그룹요가, 써클요가, 슬림한요가 창시 및 저자
국제요가명상협회 회장
울루루요가 대표
웨이크업리트릿 디렉터
코리아요가페스타 디렉터
리커버링요가 헤드마스터
유니버셜요가 공인 티쳐
세바시 출연
기업강의
각종 방송 출연

인스타 @yeo_dong_gu
유튜브 여동구

요가 수련은 삶과 요가를 연결하는 연습이다.
삶에는 희로애락이 존재한다. 요가 또한 희로애락이 존재한다.
요가는 이러한 것들을 나에게 맞게 조절하고 나로 존재하도록 만든다.
요가 안에서 나 자신을 찾는다면 삶에서도 내가 주인공이 될 수 있을 것이다.

목 강화동작 I

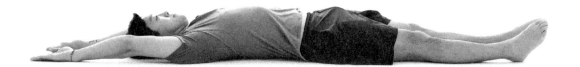

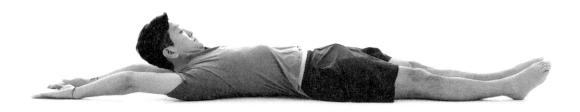

Exercise

① 등을 바닥에 대고 눕는다.
② 두 팔을 귀 옆으로 뻗어 손등을 바닥에 댄다.
③ 내쉬는 숨에 머리를 들어 턱을 가슴 가까이 내린다.
④ 마시는 숨에 머리를 바닥으로 내린다.
⑤ 3번과 4번을 호흡에 맞춰 10회 반복한다.

Tip

• 어깨나 몸은 움직이지 않고 앞목만 수축한다는 느낌으로 동작한다.

목 강화동작 II

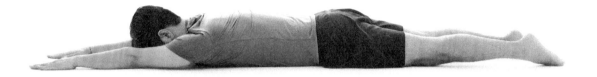

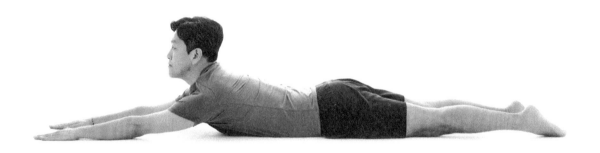

Exercise

① 배를 바닥에 대고 엎드린다.
② 두 팔을 앞으로 뻗어 손바닥을 바닥에 댄다.
③ 내쉬는 숨에 고개를 들어 올린다.
④ 마시는 숨에 고개를 아래로 내린다.
⑤ 3번과 4번을 호흡에 맞춰 10회 반복한다.

Tip

• 상체를 많이 움직이기보다 목만 사용하여 뒷목을 수축한다는 느낌으로 동작한다.

목 강화동작 Ⅲ

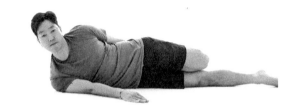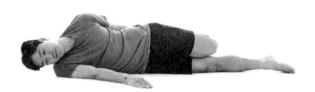

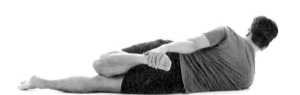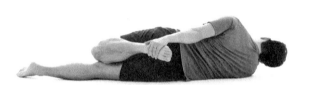

Exercise

① 몸의 오른쪽 측면으로 바닥에 눕는다.
② 오른팔은 어깨높이보다 아래로, 뻗으며, 손등은 천장을 향한다.
③ 왼 다리를 굽혀 왼손으로 왼 발등을 잡는다.
이때 오른 무릎과 왼 무릎을 서로 붙여 동작한다.
④ 내쉬는 숨에 고개를 왼쪽으로 들어올린다.
⑤ 마시는 숨에 고개를 아래로 내린다.
⑥ 4번과 5번을 호흡에 맞춰 10회 정도 반복한다.
⑦ 반대쪽도 같은 방법으로 반복한다.

Tip

• 아래에 있는 어깨가 너무 짓눌리지 않게 주의한다.

삼각근 강화동작 I

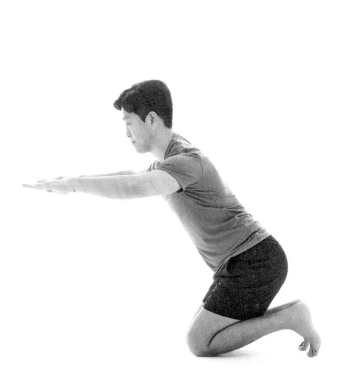 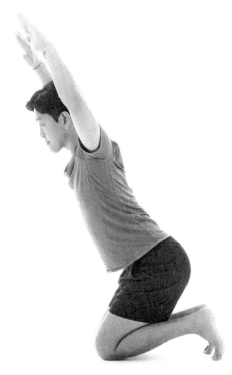

Exercise

① 무릎을 굽혀 발가락을 세우고 앉으며, 이때 엉덩이와 뒤꿈치는 닿지 않는다.

② 상체를 앞으로 숙여 사선으로 만들며 두 팔은 살짝 굽혀 어깨높이에 둔다.

③ 마시는 숨에 두 팔을 귀옆으로 올린다.

④ 내쉬는 숨에 두 팔을 좀 더 귀옆으로 든다.

⑤ 마시는 숨에 3번 자세로 돌아온다.

⑥ 4번과 5번 자세를 빠른 호흡으로 20회 정도 반복한다.

Tip

• 동작이 어려우면 엉덩이를 뒤꿈치에 내려 동작한다.

• 팔은 쭉 펴지 않고 살짝 굽힌다.

삼각근 강화동작 II

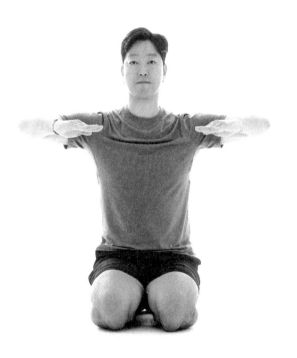 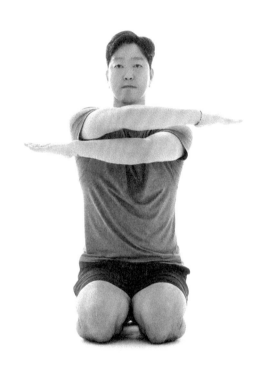

Exercise

① 무릎을 꿇고 앉아 상체를 반듯하게 세운다.
② 두 팔은 어깨높이에서 팔꿈치를 굽혀 두 손이 가슴 앞쪽에 오도록 한다.
③ 마시는 숨에 상체를 반듯하게 세운다.
④ 내쉬는 숨에 가슴 앞에서 오른 팔꿈치가 위로 오게 하여 양 팔꿈치가 일직선에 오도록 팔꿈치를 모은다.
⑤ 마시는 숨에 3번 자세로 돌아간다.
⑥ 내쉬는 숨에 4번과 반대로 왼 팔꿈치가 위로 오게 하여 가슴 앞에서 양 팔꿈치가 일직선에 오도록 팔꿈치를 모은다.
⑦ 3번부터 6번까지 동작을 호흡하면서 20회 정도 반복한다.

Tip

• 삼각근에도 자극이 느껴지지만, 가슴근육, 쇄골에 강한 자극을 느낄 수 있다.
• 동작을 하는 동안 어깨에 너무 힘을 주어 어깨가 불편하지 않도록 주의한다.

어깨, 팔, 가슴, 복근 강화동작 I

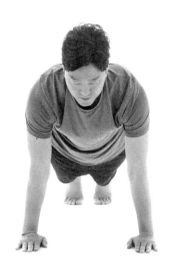

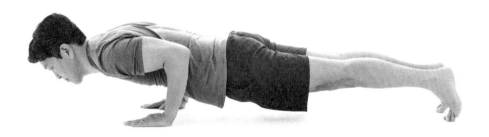

Exercise

① 손목에서 어깨까지 일직선에 두고 두 손과 두 발끝이 바닥으로 플랭크 자세를 만든다.
② 발꿈치는 높이 들어 발끝만 바닥에 댄다.
③ 내쉬는 숨에 팔꿈치를 굽혀 몸을 아래로 내린다.
④ 마시는 숨에 다시 팔꿈치를 펴서 몸을 위로 밀어 올린다.
⑤ 3번과 4번을 10회 호흡하면서 반복한다.

Tip

• 첫 번째 사진에서 자세에서 견갑이 밖으로 보이지 않도록 견갑 사이를 밀어 올린다.
• 머리에서 발끝까지 몸이 사선이 될 수 있게 엉덩이를 높이 들어 올리지 않는다.
• 두 번째 사진에서 팔꿈치를 직각으로 하여 머리에서 뒤꿈치까지 일직선이 되도록 한다.

어깨, 팔, 가슴, 복근 강화동작 II

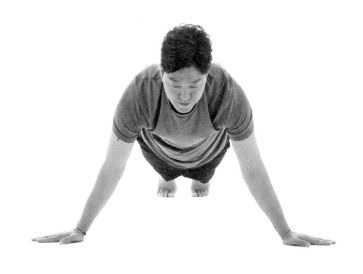

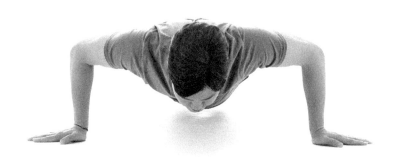

Exercise

① 손목을 90도로 돌려 손가락 방향을 몸의 반대 방향으로 하고 두 손은 어깨너비보다 넓게 벌려 플랭크 자세를 만든다.
② 내쉬는 숨에 팔꿈치를 직각으로 굽혀 몸을 아래로 내린다.
③ 마시는 숨에 팔꿈치를 펴고 몸을 밀어 올린다.
④ 2번과 3번을 호흡하면서 10회 반복한다.

Tip

• 첫 번째 사진에서 견갑이 밖으로 보이지 않도록 견갑 사이를 밀어 올린다.
• 두 번째 사진에서 팔꿈치를 직각으로 하여 머리에서 뒤꿈치까지 일직선이 되도록 한다.

어깨, 팔, 가슴, 복근 강화동작 III

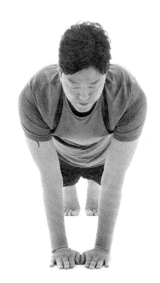

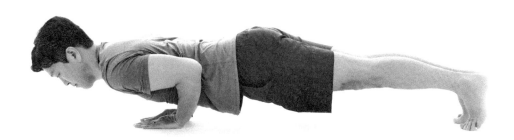

Exercise

① 두 손은 엄지손가락을 붙여 모아주며 플랭크 자세를 만든다. 이때 손목과 어깨가 같은 라인에 있게 한다.
② 내쉬는 숨에 팔꿈치를 직각으로 굽혀 몸을 아래로 내린다.
③ 마시는 숨에 팔꿈치를 펴고 몸을 밀어 올린다.
④ 2번과 3번을 호흡하면서 10회 반복한다.

Tip

• 첫 번째 사진에서 견갑이 밖으로 보이지 않도록 견갑 사이를 밀어 올린다.
• 두 번째 사진에서 팔꿈치를 직각으로 하여 상체에서 뒤꿈치까지 일직선이 되도록 한다.

어깨, 팔, 가슴, 복근 강화동작 IV

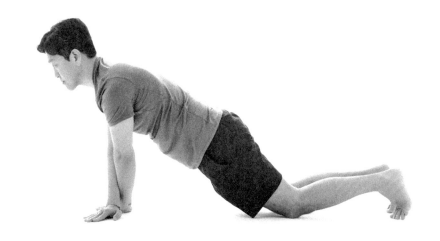

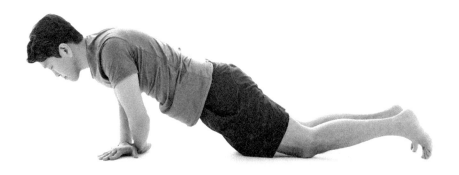

Exercise

① 오른손이 위로 오게 두 손을 서로 교차하며 무릎과 발가락을 바닥에 대고 플랭크 자세로 만든다.

② 내쉬는 숨에 팔꿈치를 굽혀 상체를 내린다. 이때 엉덩이를 너무 들어 올리지 않는다.

③ 마시는 숨에 첫 번째 사진 자세로 돌아간다.

④ 2번과 3번 자세를 호흡하면서 5회 정도 반복한다.

⑤ 반대쪽도 같은 방법으로 반복한다.

Tip

• 굉장히 어려운 자세이다. 손목이 불편하면 전문가의 도움을 받아 동작한다.

복근 강화동작 I

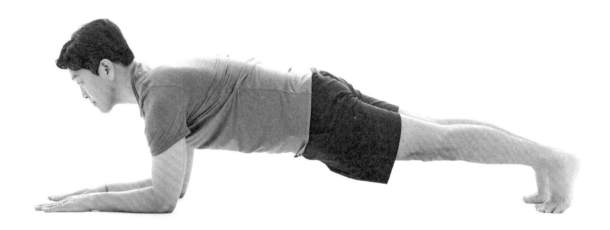

Exercise

① 두 팔을 어깨너비로 벌리고 팔꿈치를 굽혀 바닥에 둔다.
② 두 발은 골반 너비로 벌리고 발끝으로 바닥을 짚는다.
이때 머리에서 뒤꿈치까지 일직선이 되도록 엉덩이를 높이 들어 올리지 않는다.
③ 1분 정도 호흡하면서 자세를 유지한다.

Tip

• 허리가 아래로 꺼지지 않도록 꼬리뼈를 아래쪽으로 내려 동작한다.
• 좀 더 어렵게 동작하고 싶다면 두 발을 모으거나, 한 발을 위로 들어 올려 자세를 유지한다.

복근 강화동작 II

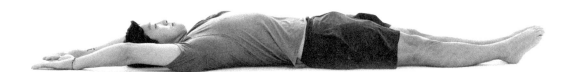

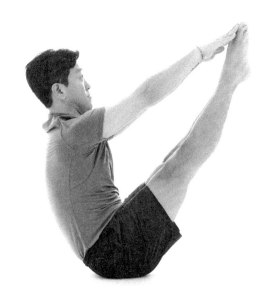

Exercise

① 바닥에 등을 대고 누워, 두 손을 머리 위로 쭉 뻗는다. 이때 손등은 바닥에 댄다.

② 마시는 숨에 몸을 위아래로 반듯하게 쭉 편다.

③ 내쉬는 숨에 상체와 하체를 들어 올려 손끝과 발끝을 터치한다.

④ 2번과 3번 자세를 호흡과 함께 10회씩 3~5세트 반복한다.

Tip

• 상체와 하체를 들어 올렸을 때 등이 너무 굽지 않게 주의한다.

몸의 측면, 코어 강화동작

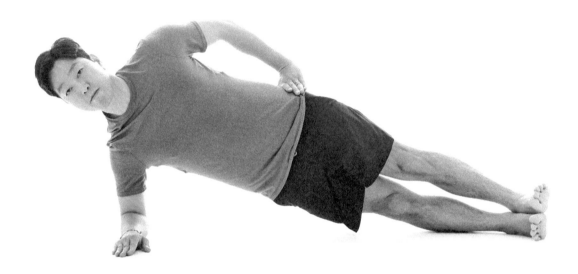

Exercise

① 오른 팔꿈치를 직각으로 굽혀 바닥에 대고 두 다리는 겹친다.
② 왼손은 골반 옆에 둔다.
③ 바닥에 댄 오른 어깨가 꺼지지 않게 몸을 밀어 올린다.
④ 1분 정도 호흡하면서 자세를 유지한다.
⑤ 반대쪽도 같은 방법으로 반복한다.

Tip

• 두 다리를 겹쳐 동작하기 어렵다면 위에 올린 발을 내려 아래에 있는 다리 앞 바닥에 놓는다.

척추 강화동작

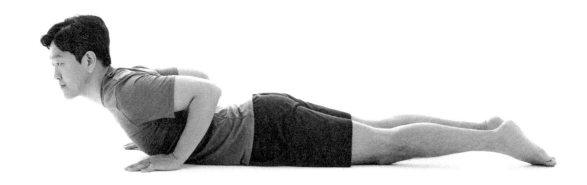

Exercise

① 배를 바닥에 대고 엎드린다.

② 두 손은 가슴 옆 바닥을 짚고 발등을 바닥으로 내린다.

③ 마시는 숨에 상체를 반만 들어 올린다.

④ 내쉬는 숨에 팔꿈치를 모아 견갑 사이를 수축한다.

⑤ 5회 정도 호흡하면서 자세를 유지한다.

Tip

• 어깨와 귀가 멀어지며, 만약 허리에 통증이 있다면 상체를 많이 들지 않고 조금 아래로 내려 자세를 유지한다.

등, 허리, 엉덩이 강화동작 l

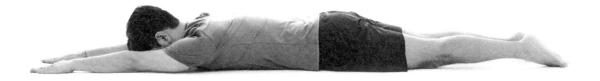

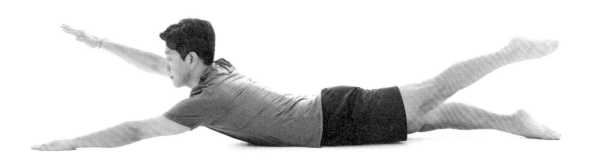

Exercise

① 배를 바닥에 대고 엎드린다. 두 손을 앞으로 뻗어 손바닥을 바닥에 댄다.
② 마시는 숨에 몸을 쭉 편다.
③ 내쉬는 숨에 오른팔과 왼 다리를 같이 들어 올린다.
④ 마시는 숨에 오른팔과 왼 다리를 제자리로 내린다.
⑤ 내쉬는 숨에 왼팔과 오른 다리를 같이 들어 올린다.
⑥ 마시는 숨에 왼팔과 오른 다리를 제자리로 내린다.
⑦ 3번에서 6번까지 호흡과 함께 10회씩 3~5세트 반복한다.

Tip

• 다리를 들어 올릴 때 뒤로 뻗어 내듯 동작한다.

등, 허리, 엉덩이 강화동작 II

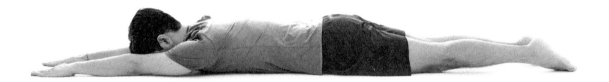

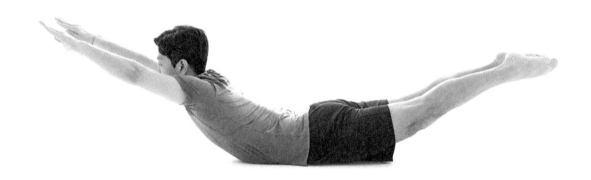

Exercise

① 배를 바닥에 대고 엎드리며, 두 손을 앞으로 뻗어 손바닥을 바닥에 댄다.

② 내쉬는 숨에 상체와 하체를 동시에 들어 올린다.

③ 마시는 숨에 상체와 하체를 내려 첫 번째 사진 자세로 돌아온다.

④ 2번과 3번 자세를 호흡하며 10회 정도 반복한다.

Tip

• 상체와 하체를 들어올릴 때 두 팔은 어깨너비를 유지하고, 팔과 다리를 멀리 뻗는다.

• 동작이 어려우면 두 다리를 골반 너비로 한다.

허리, 하체 강화동작

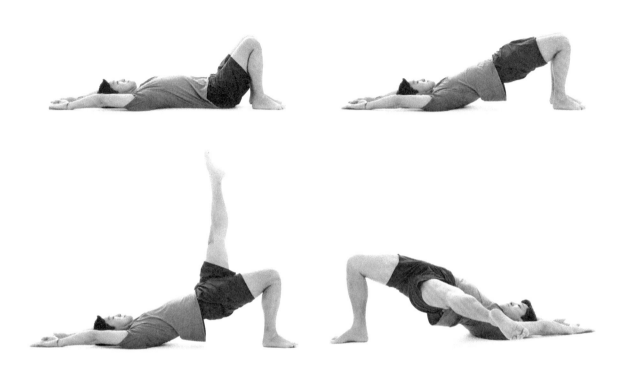

Exercise

① 등을 바닥에 대고 누워, 무릎을 세워 발바닥을 바닥에 놓는다.

② 두 손은 머리 위로 뻗고, 손등을 바닥에 댄다.

③ 마시는 숨에 엉덩이를 높이 들어 올린다. 이때 무릎과 발목은 일직선이다.

④ 내쉬는 숨에 허벅지 안쪽에 힘을 준다.

⑤ 마시는 숨에 왼 다리를 들어 올린다.

⑥ 내쉬는 숨에 왼발 끝을 천장으로 뻗는다.

⑦ 10회 정도 호흡하며 자세를 유지한다.

⑧ 마시는 숨에 왼 다리를 옆으로 뻗는다.

⑨ 내쉬는 숨에 오른 발바닥 안쪽에 힘을 주어 자세를 유지한다.
이때 왼발이 바닥에 닿지 않게 주의한다.

⑩ 10회 정도 호흡하며 자세를 유지한다.

⑪ 제자리로 돌아올 때는 동작했던 역순으로 돌아온다.

Tip

• 무릎을 세워 발바닥을 바닥에 둘때, 무릎과 발목의 위치가 다르면 허리가 불편하거나 무릎이 불편할 수 있으니 주의한다.

• 동작 하는 동안 발 안쪽에 힘을 주어야 자세를 유지할 수 있다.

팔, 하체, 복근 강화동작 I

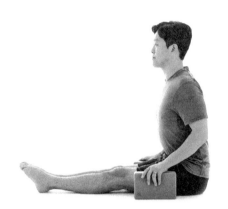

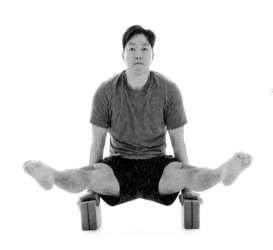

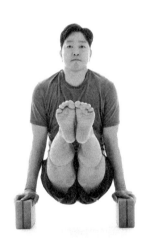

Exercise

① 두 다리를 앞으로 뻗고 반듯하게 앉는다.
② 블록을 허벅지 옆 바닥에 두고 손으로 잡는다.
③ 마시는 숨에 발끝에 힘을 주어 두 다리를 들어 올린다.
④ 내쉬는 숨에 코어에 힘을 주어 균형을 잡는다.
⑤ 10회 정도 호흡하며 자세를 유지한다.
⑥ 마시는 숨에 두 다리를 넓게 벌린다.
⑦ 내쉬는 숨에 코어에 힘을 주어 균형을 잡는다.
⑧ 10회 정도 호흡하며 자세를 유지한다.

Tip

• 동작이 어렵다면 엉덩이만 먼저 들고, 가능할 때 다리 까지 들어 올린다.

팔, 하체, 복근 강화동작 II

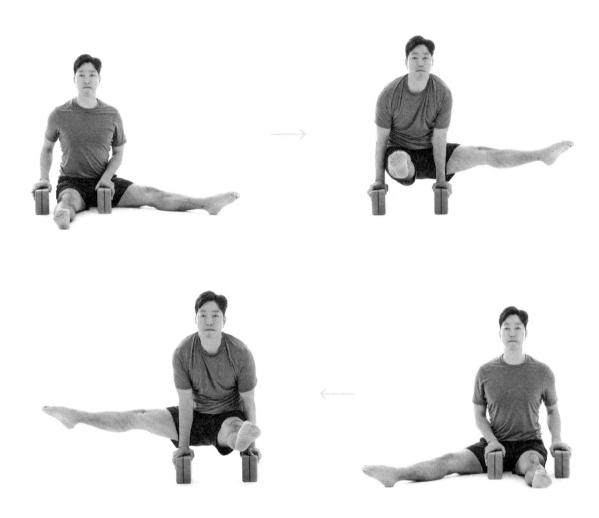

Exercise

① 두 다리를 벌리고 반듯하게 앉는다.
② 오른 다리를 사이에 두고 블록을 양쪽에 하나씩 둔다.
③ 마시는 숨에 몸을 들어 올린다.
④ 내쉬는 숨에 코어에 힘을 주어 균형을 잡는다.
⑤ 10회 정도 호흡하며 자세를 유지한다.
⑥ 블록의 위치를 바꿔 왼 다리를 사이에 두고 블록을 양쪽에 하나씩
둔다.
⑦ 마시는 숨에 몸을 들어 올린다.
⑧ 내쉬는 숨에 코어에 힘을 주어 균형을 잡는다.
⑨ 10회 정도 호흡하면서 자세를 유지한다.

Tip

• 계속 연습하면 손목이 불편할 수 있다. 손목을 짓누르
지 말고 블록을 밀어내듯 동작한다.
• 몸을 들어 올릴 때 발끝을 밀어내어 힘을 준다.

팔과 복근 강화동작

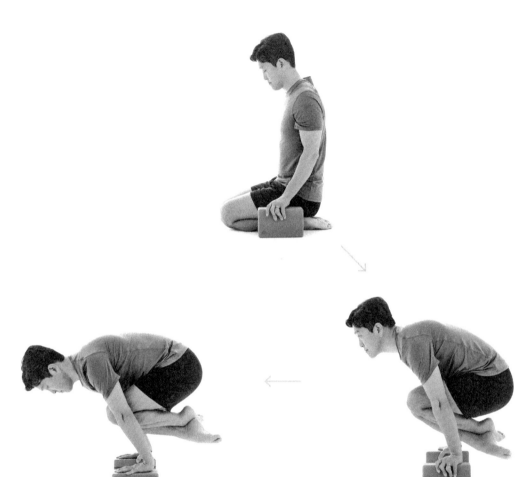

Exercise

① 두 무릎을 꿇고 앉는다.

② 블록 두 개를 허벅지 옆 바닥에 둔다.

③ 마시는 숨에 두 발을 교차하여 몸을 들어 올린다. 이때 무릎이 발보다 높이 들리도록 상체를 숙이지 않고 몸을 들어 올린다.

④ 내쉬는 숨에 상체를 앞으로 숙여 엉덩이를 높이 들어 올리고 허벅지와 가슴을 완전히 밀착한다.

⑤ 3번과 4번 자세를 순서대로 반복해서 연습한다.

Tip

• 코어에 힘을 빼면 몸을 들어 올리기 힘들다. 동작을 끝낼때까지 코어에 힘을 주어 자세를 유지한다.

• 처음에는 블록을 세워서 연습하다 익숙해지면 세 번째 사진처럼 블록 높이를 낮게 하여 연습한다.

종아리 강화동작

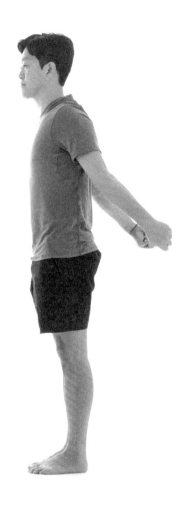
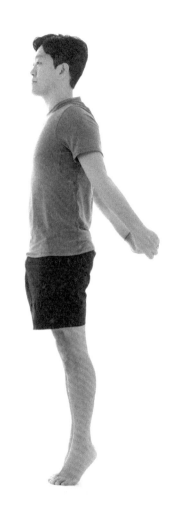

Exercise

① 두 다리를 붙여 반듯하게 선다.
② 두 손은 무시디 무드라로 하고 팔을 뒤로 뻗는다.
③ 마시는 숨에 뒤꿈치를 높게 들어 올린다.
④ 내쉬는 숨에 코어 힘으로 자세를 유지한다.
⑤ 10회 정도 호흡하면서 자세를 유지한다.

Tip

• 몸을 앞이나 뒤로 밀지 말고 위로 올라갈 수 있게 한다.

김하연

VINYASA

요가스테 운영, 대표 원장
히말라야빈야사요가 시니어 티쳐
2022 웨이크업 리트릿 프레젠터
스마트홈트 어플리케이션 내 요가강사로 활동
운동크레이에터 더셈의 소속 트레이너로 활동

〈자격 사항〉
Flow yoga Lv 1, 2 수료
Himalaya Vinyasa yoga Lv 1, 2 수료

인스타 @kimhayeoni
유튜브 하연요가

요가를 통하여 지금 이 순간이 삶이 존재하는 유일한 순간임을 알아차리며,
과거나 미래가 아닌 현재를 충분히 즐기며 살아가고자 합니다.
그렇게 매트 위에서 나에 대해 알아가고 변화를 시도하며, 조금씩 발전해 나갑니다.
매트 위에서의 경험과 태도는 우리의 삶과 닮았습니다.
많은 분들이 요가를 통하여 삶의 많은 일들에 유연하게 대처하며,
충만한 삶을 살아가시길 바랍니다.

Hatha Yoga Suriya Namaskara Vinyasa

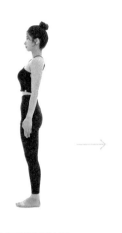

① 타다아사나로 반듯하게 선다.

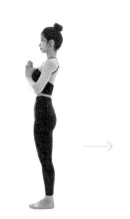

② 내쉬는 숨에 가슴 앞에 합장한다

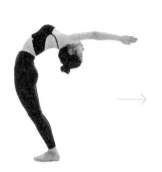

③ 마시는 숨에 상체를 뒤로 젖힌다

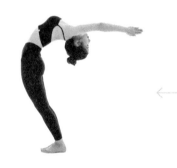

⑫ 마시는 숨에 상체를 뒤로 젖힌다

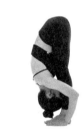

⑪ 내쉬는 숨에 상체를 앞으로 숙인다.

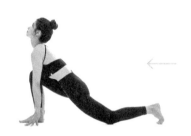

⑩ 오른 다리를 손 사이로 가지고 와서 왼 무릎과 발등을 바닥으로 내리고 마시는 숨에 시선은 천장을 향한다. 이때 오른 무릎은 직각이 되게 한다.

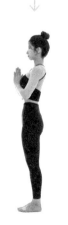

⑬ 내쉬는 숨에 가슴 앞에 합장한다

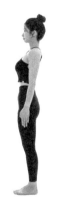

⑭ 타다아사나로 반듯하게 선다. 끝나고 나면 반대쪽도 같은 방법으로 반복한다.

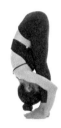

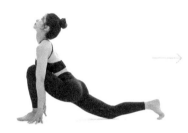

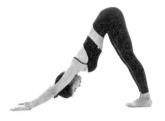

④ 내쉬는 숨에 상체를 앞으로 숙인다.

⑤ 오른 다리를 뒤로 보내 무릎, 발등을 바닥에 대고, 마시는 숨에 시선은 천장을 향한다. 이때 왼 무릎은 직각이 되게 한다.

⑥ 내쉬는 숨에 아도 무카 스바나아사나로 한다.

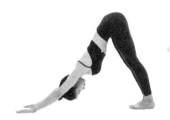

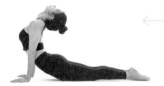

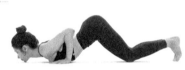

⑨ 내쉬는 숨에 아도 무카 스바나아사나로 한다

⑧ 마시는 숨에 상체를 일으킨다.

⑦ 마시는 숨에 무릎을 바닥에, 내쉬는 숨에 가슴과 턱을 바닥에 댄다.

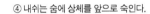

Suriya Namaskara A Vinyasa

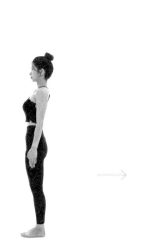

① 타다아사나로 반듯하게 선다.

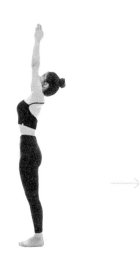

② 마시는 숨에 두 손을 합장하여 두 팔을
귀 옆으로 뻗는다.

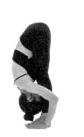

③ 내쉬는 숨에 상체를 앞으로 숙인다.

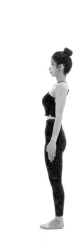

⑪ 내쉬는 숨에 타다아사나로 반듯하게
선다.

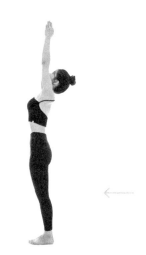

⑩ 마시는 숨에 두 손을 합장하여 귀 옆
으로 뻗어 올린다.

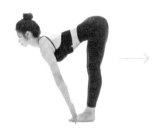
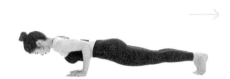
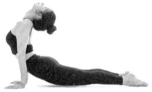

④ 마시는 숨에 상체를 반만 들어 올린다.

⑤ 내쉬는 숨에 차투랑가 단다아사나로 한다.

⑥ 마시는 숨에 우르드바 무카 스바나아사나로 상체를 일으킨다. 이때 무릎을 들어 올린다.

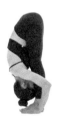
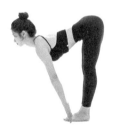
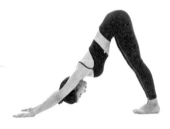

⑨ 내쉬는 숨에 상체를 앞으로 숙인다.

⑧ 마시는 숨에 두 발 앞으로 당겨 상체를 반만 들어 올린다.

⑦ 내쉬는 숨에 아도 무카 스바나아사나로 한다.

Suriya Namaskara B Vinyasa

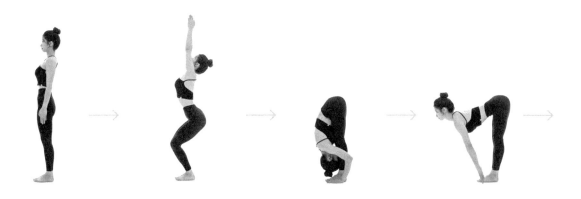

① 타다아사나로 반듯하게 선다.

② 마시는 숨에 무릎을 굽히며 엉덩이를 뒤로 빼고, 두 손은 합장하여 두 팔을 귀 옆으로 뻗는다.

③ 내쉬는 숨에 상체를 앞으로 숙인다.

④ 마시는 숨에 상체를 반만 들어 올린다.

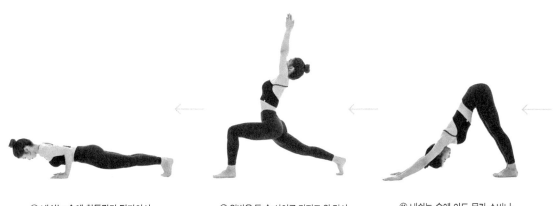

⑬ 내쉬는 숨에 차투랑가 단다아사나를 한다.

⑫ 왼발을 두 손 사이로 가지고 와 마시는 숨에 비라바드라아사나 1을 한다.

⑪ 내쉬는 숨에 아도 무카 스바나아사나를 한다.

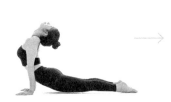

⑭ 마시는 숨에 우르드바 무카 스바나아사나로 상체를 일으킨다. 이때 무릎은 들어 올린다.

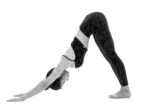

⑮ 내쉬는 숨에 아도 무카 스바나아사나를 한다.

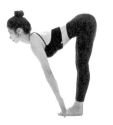

⑯ 마시는 숨에 상체를 반만 들어 올린다.

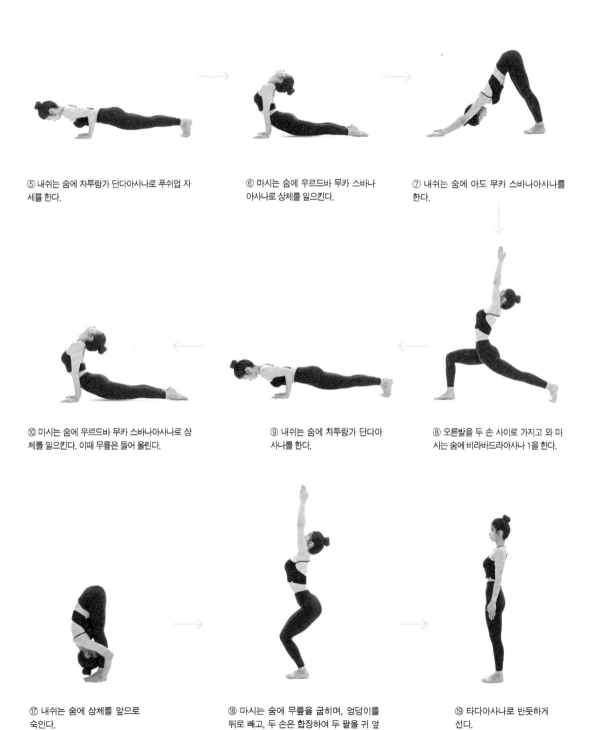

⑤ 내쉬는 숨에 차투랑가 단다아사나로 푸쉬업 자세를 한다.

⑥ 마시는 숨에 우르드바 무카 스바나아사나로 상체를 일으킨다.

⑦ 내쉬는 숨에 아도 무카 스바나아사나를 한다.

⑩ 마시는 숨에 우르드바 무카 스바나아사나로 상체를 일으킨다. 이때 무릎은 들어 올린다.

⑨ 내쉬는 숨에 차투랑가 단다아사나를 한다.

⑧ 오른발을 두 손 사이로 가지고 와 마시는 숨에 비라바드라아사나 1을 한다.

⑰ 내쉬는 숨에 상체를 앞으로 숙인다.

⑱ 마시는 숨에 무릎을 굽히며, 엉덩이를 뒤로 빼고, 두 손은 합장하여 두 팔을 귀 옆으로 뻗는다.

⑲ 타다아사나로 반듯하게 선다.

Side Vinyasa

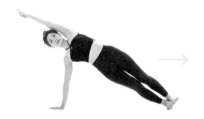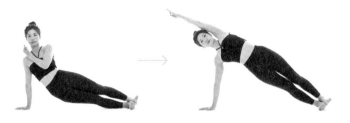

① 오른손은 바닥을 짚고 두 발을 겹쳐 사이드 플랭크에서 시작한다. 이때 왼팔은 귀 옆으로 뻗는다.

② 내쉬는 숨에 엉덩이를 내리고 왼팔을 굽혀 오른 귀 옆으로 가져온다. 이때 왼손은 친 무드라로 만들며, 동작하는 동안 입으로 '취' 소리를 내며 호흡한다.

③ 마시는 숨에 1번 사이드 플랭크로 돌아간다.

Abdominal Up Vinyasa

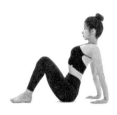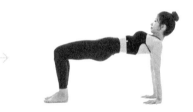

① 두 무릎을 세워 발바닥을 바닥으로 하고 두 손은 손가락을 엉덩이 방향으로 하고 엉덩이 뒤 바닥을 짚는다.

② 마시는 숨에 손바닥과 발바닥에 힘을 주어 엉덩이를 높이 들어 올린다.

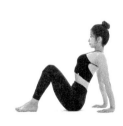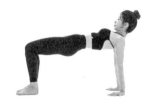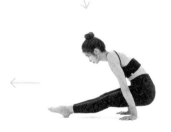

⑤ 내쉬는 숨에 1번 자세로 돌아온다.

④ 뒤통수-어깨-등- 엉덩이 순서로 척추 하나 하나 바닥으로 내린다.

③ 내쉬는 숨에 두 손 사이로 엉덩이를 빼서 높게 들어 올린다.

Chakra Vinyasa (Somersault Forward)

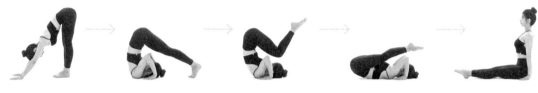

① 아도 무카 스바나아사
나에서 손이 발 쪽으로 걸
어와 손과 발의 간격을
20cm 정도로 한다.

② 먼저 뒤통수를 바닥에
닿게 한 후 어깨가 바닥
에 닿으면 살짝 멈춘다.

③ 윗등부터 하나씩 바닥에 내린다.

④ 반듯하게 앉는다.

Chakra Vinyasa (Somersault Backward)

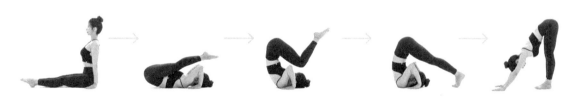

① 반듯하게 앉는다.

② 등을 바닥에 대고 누워 두 다리를 머리 뒤로 넘긴다.
이때 두 손은 귀 옆 바닥을 짚는다.
숨을 마셨다가 내쉬는 숨에 손을 바닥에서 밀어내 듯 힘
을 주어 뒤로 구른다.

③ 아도 무카 스바나아
사나로 일어난다.

Chaturanga Dandasana Vinyasa

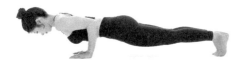

① 내쉬는 숨에 차투랑가 단다아사나를 한다.

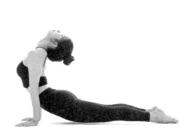

② 마시는 숨에 우르드바 무카 스바나아사나
로 상체를 일으킨다. 이때 무릎은 들어 올린다.

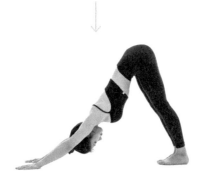

③ 내쉬는 숨에 아도 무카 스바나아사
나로 한다.

Bakasana Chakra Vinyasa

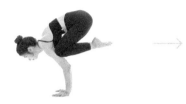

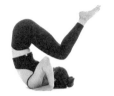

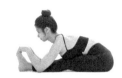

① 바카아사나에서 시작한다. (바카아사나 : 암밸런스 파트 참조)

② 차크라빈야사를 할 때처럼 먼저 뒤통수를 바닥에 대고 어깨-등-허리-엉덩이 순서로 바닥으로 내린다.

③ 2번 자세 후 일어나 반듯하게 앉는다. 두 손은 발바닥 앞에서 오른손으로 왼손목을 잡아 상체를 깊이 숙인다.

Adho Mukha Vrkshasana Chakra Vinyasa

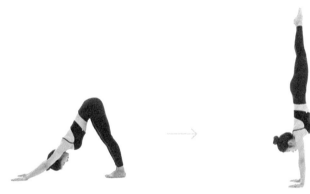

① 아도 무카 스바나아사나에서 시작한다

② 손바닥으로 바닥을 밀어내 듯 힘을 주고 두 다리를 동시에 들어 올려 곧게 편다.

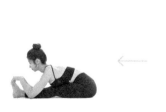

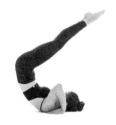

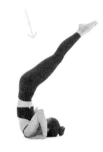

⑤ 4번 자세 후 일어나 반듯하게 앉는다. 두 손은 발바닥 앞에서 오른손으로 왼손목을 잡아 상체를 깊이 숙인다.

④ 뒤통수-어깨-등- 엉덩이 순서로 척추 하나하나 바닥으로 내린다.

③ 차크라빈야사를 할 때처럼 팔을 굽혀 먼저 뒤통수를 바닥에 대고 그 다음 어깨를 바닥에 내린다.

Jump Back Vinyasa

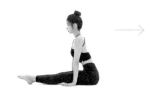 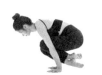

① 두 손은 허벅지 옆 바닥을 짚고 반듯하게 앉는다.

② 두 다리를 굽혀 발을 교차해 바닥에서 들어 올려 허벅지를 상체에 완전히 밀착한다.

③ 손바닥으로 바닥을 밀어내는 듯한 힘으로 엉덩이를 높이 들어 두 다리를 두 손 사이로 통과하여 뒤쪽으로 보낸다. 이때 상체를 앞으로 숙여 등을 동그랗게 말아준다.

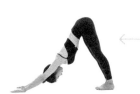 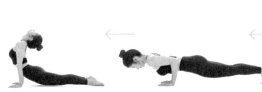 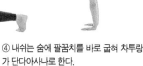

⑥ 내쉬는 숨에 아도 무카 스바나아사나로 한다.

⑤ 마시는 숨에 손으로 바닥을 밀어내며 상체와 무릎을 들어 올려 우르드바 무카 스바나아사나로 한다.

④ 내쉬는 숨에 팔꿈치를 바로 굽혀 차투랑가 단다아사나로 한다.

Jump Through Vinyasa

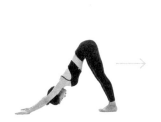 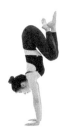 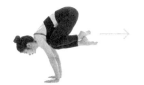

① 아도 무카 스바나아사나로 시작한다.

② 손바닥으로 바닥을 밀어내는 듯한 힘으로 엉덩이를 높이 들어 올려 핸드스탠딩 한다. 이때 두 다리를 굽혀 허벅지를 상체에 붙여 발끝을 point 한다.

③ 천천히 엉덩이는 아래로 내린다.

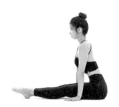 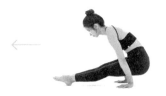 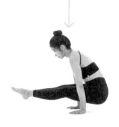

⑥ 다리를 바닥에 천천히 내려 상체를 반듯하게 하고 앉는다.

⑤ 다리를 앞으로 쭉 뻗고 다리와 엉덩이를 바닥에 닿지 않게 들어준다.

④ 3번 자세에서 두 다리를 손 사이로 통과할 수 있게 한다. 이때 상체와 하체를 완전히 밀착하여 등을 동그랗게 말아 배꼽을 끌어당겨 엉덩이와 다리가 바닥에 닿지 않게 한다.

Vrischikasana Vinyasa I

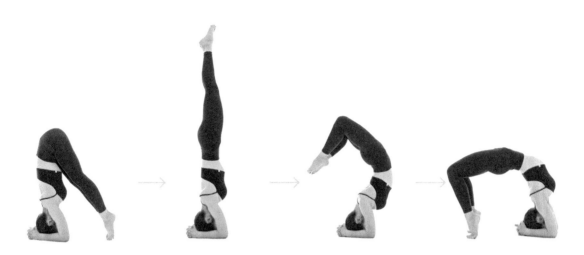

① 두 다리를 들어 올려 천장 쪽으로 쭉 뻗는다. 중심을 잘 잡아 흔들리지 않게 한다.

② 천천히 두 다리를 굽혀 뒤쪽으로 넘겨준다. 이때 골반은 앞으로 밀어내고, 정수리가 아니라 이마를 바닥쪽으로 옮긴다.

③ 천천히 발을 바닥에 내린다.

Vrischikasana Come Up Vinyasa I

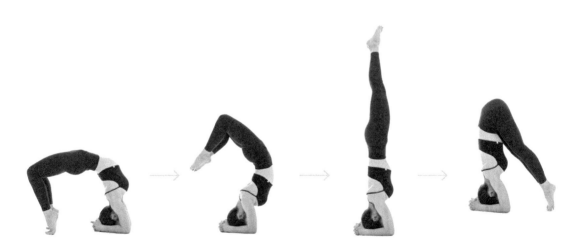

① 브리스치카아사나 I 마지막 자세에서 시작한다.

② 골반을 앞으로 밀어 발을 바닥에서 띄운다.

③ 정수리를 바닥으로 하고 골반을 제자리로 하며 두 다리는 천장 쪽으로 뻗어 올린다.

Vrischikasana Vinyasa II

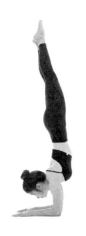
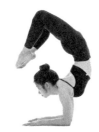
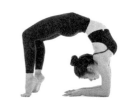

① 두 다리를 펴서 천창 쪽으로 들어 올려 발끝까지 힘을 준다.

② 두 다리를 굽혀 머리 뒤로 넘긴 다. 이때 골반은 앞으로 밀고 고개 는 들어 올려 무게 중심을 이동해 천천히 다리를 내린다

③ 끝까지 밸런스를 잡아 천천히 다 리를 바닥으로 내린다.

Vrischikasana Come Up Vinyasa II

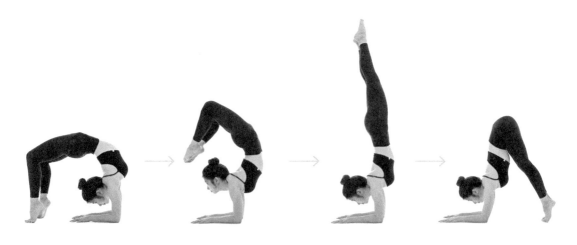

① 브리스치카아사나 빈야사 II 마지 막 자세에서 시작한다.

② 골반을 앞으로 밀어 무게중심을 이용해 두 다리를 바닥에서 들어 올 린다.

③ 골반은 제자리로 하고 두 다리는 천장으로 뻗어 올린다.

Vrischikasana Vinyasa III

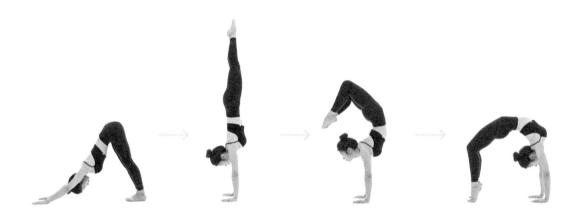

① 아도 무카 스바나아사나로 시작
한다.

② 두 다리를 펴고 천창 쪽으
로 들어 올려 아도 무카 브릭
사아사나로 한다.

③ 두 다리를 굽혀 머리 뒤로
넘긴다. 이때 골반을 앞으로
밀고 머리를 들어 올려 무게
중심을 이용한다.

④ 골반을 앞으로 더 밀어내어 두 발을
완전히 바닥으로 내린다.

Vrischikasana Come Up Vinyasa III

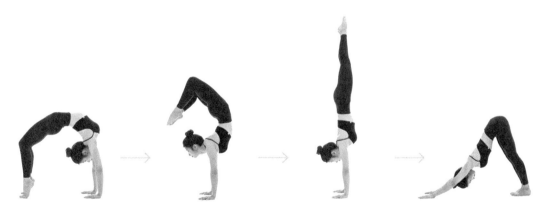

① 브리스치카아사나 빈야사 III 마
지막 자세에서 시작한다.

② 무게 중심을 이용해 서서히 두
발을 바닥에서 들어 올린다.

③ 골반을 제자리로 하면서 두 다
리는 곧게 펴서 천장 쪽으로 들어
올린다.

④ 두 다리를 천천히 바닥으로 내
려 아도 무카 스바나아사나로 돌
아온다.

Drop Back Vinyasa

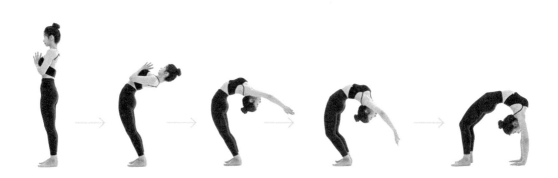

① 두 다리를 골반 너비로 하고 두 손은 가슴 앞에 합장하여 무릎으로 선다.

② 마시는 숨에 상체를 뒤로 젖힌다.

③ 상체를 좀 더 젖히면서 두 팔을 귀 옆으로 쭉 뻗는다.

④ 발바닥과 허벅지에 힘을 주어 골반을 앞으로 밀어내 상체를 뒤로 젖힌다.

⑤ 상체가 뒤로 젖혀지면서 두 손을 바닥으로 내린다.

Come Up Vinyasa

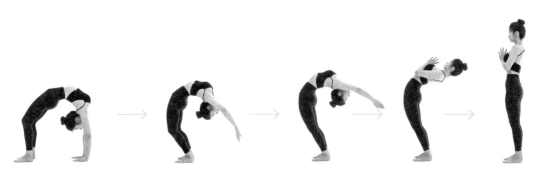

① 드롭백 빈야사 마지막 자세에서 시작한다.

② 발바닥과 허벅지에 힘을 주어 골반을 앞으로 밀어내 무게 중심을 이용해 두 손을 바닥에서 들어 올린다.

③ 계속 골반을 앞으로 밀어내 상체를 일으킨다.

④ 두 손을 가슴 앞으로 합장해서 가져온다.

⑤ 완전히 몸을 일으켜 반듯하게 선다.

Low Drop Back Vinyasa

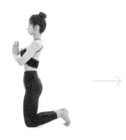

① 두 다리를 골반 너비로 벌리고 두 손은 가슴 앞에 합장하여 무릎과 발끝으로 선다.

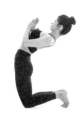

② 마시는 숨에 상체를 뒤로 젖힌다.

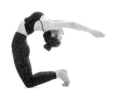

③ 허벅지에 힘을 주고 골반을 앞으로 밀어내 무게 중심을 이용하여 상체를 좀 더 뒤로 젖히면서 두 팔을 귀 옆으로 쭉 편다.

⑥ 한 다리, 한 다리 무릎을 들어 발바닥을 바닥에 대고 손바닥, 발바닥만 바닥으로 몸을 일으킨다.

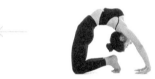

⑤ 두 손을 바닥에 내려 손과 발이 가깝게 손을 발 쪽으로 옮긴다.

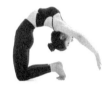

④ 골반을 앞으로 더 밀어내면서 천천히 내려간다.

Low Come Up Vinyasa

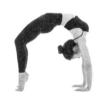

① 로우 드롭백 빈야사 마지막 자세에서 시작한다.

② 한 다리, 한 다리 무릎을 굽혀 바닥에 댄다.

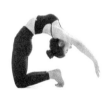

③ 허벅지에 힘을 주고 골반을 앞으로 밀며 무게 중심을 앞으로 이동하여 두 손을 바닥에서 들어 올린다.

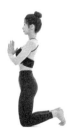

⑥ 몸을 완전히 일으킨다.

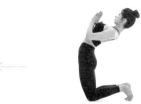

⑤ 두 손을 가슴 앞에 합장한다.

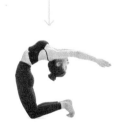

④ 무게중심을 이동하며 상체를 계속 들어 올린다.

Windmill Vinyasa

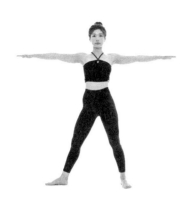

① 두 다리는 어깨너비로 벌리고 오른발을 바깥쪽으로 턴 아웃한다. 이때 두 팔은 어깨높이로 하여 옆으로 쭉 뻗는다.

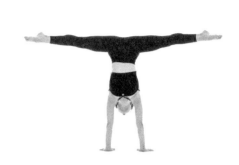

② 두 손바닥에 힘을 주고 오른 다리도 왼 다리를 따라 들어 올린다. 이때 발끝까지 힘을 주어 다리를 양 옆으로 뻗는다.

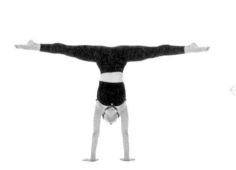

④ 두 손바닥에 힘을 주고 왼 다리도 오른 다리를 따라 들어 올린다. 이때 발끝까지 힘을 주어 다리를 양 옆으로 뻗는다.

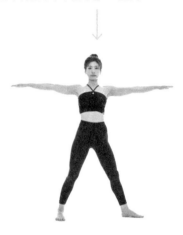

③ 오른 다리도 바닥으로 내려 반듯하게 선다. 발만 반대로 하여 반대쪽으로 다시 동작한다.

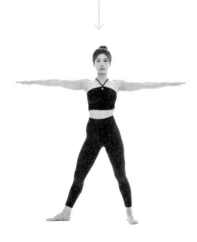

⑤ 왼 다리도 바닥으로 내려 반듯하게 선다.

90° Low Turn Vinyasa

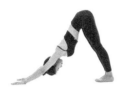

① 아도 무카 스바나아사나로 시작한다.

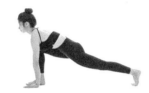

② 오른발을 손 사이로 가지고 와 오른 무릎을 직각으로 하고 왼발은 뒤꿈치를 높게 들어 올린다.

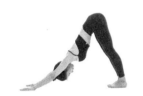

⑤오른발을 뒤로 보내 아도 무카 스바나아사나 자세로 돌아온다.

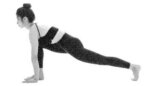

④ 다시 오른쪽으로 90도 턴 하여 두 손은 바닥을 짚고 오른 무릎을 굽혀 왼발은 뒤꿈치를 높게 들어 올린다.

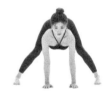

② 왼쪽으로 90도 턴 하여 두 다리를 곧게 펴고 두 손은 바닥으로 한다.

180° Low Turn Vinyasa

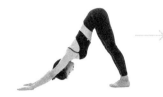

① 아도 무카 스바나아사나 자세에서 시작한다.

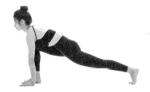

② 오른발을 양 손 사이로 가지고 온다.

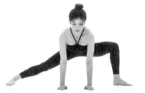

③ 왼쪽으로 턴 하여 왼 무릎을 굽혀 두 손은 바닥을 짚는다.

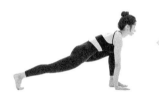

⑥ 왼발을 두 손 사이로 가지고 온다.

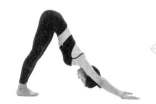

⑤ 왼발을 뒤로 보내 아도 무카 스바나아사나를 한다.

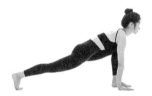

④ 3번에서 왼쪽으로 턴 하여 왼 무릎을 직각으로 하여 두 손은 발 옆 바닥을 짚는다.

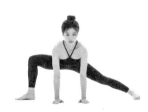

⑦ 오른쪽으로 턴하여 두 손은 바닥을 짚는다.

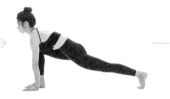

⑧ 오른 무릎을 직각으로 굽혀 두 손은 발 옆 바닥을 짚는다.

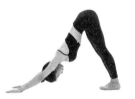

⑨ 오른발을 뒤로 보내 아도 무카 스바나아사나 자세로 돌아온다.

270° Low Turn Vinyasa

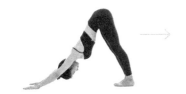

① 아도 무카 스바나아사나 자세에서 시작한다.

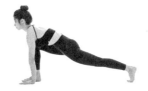

② 오른발을 두 손사이로 가지고 와 오른 무릎은 직각으로 굽히고, 왼 발꿈치를 높이 들어 올린다.

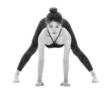

③ 왼쪽으로 90도 턴하여 두 다리를 다 펴고 두 손은 바닥을 짚는다

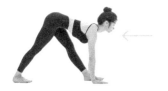

⑥ 오른쪽으로 90도 턴 하여 4번 자세로 돌아온다.

⑤ 이번에도 다시 왼쪽으로 90도 턴 하여 두 다리를 교차하여 두 손은 바닥을 짚는다.

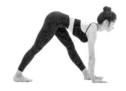

④ 한 번 더 왼쪽으로 90도 턴 하여 왼 다리를 앞으로 오게 한다. 이때 두 손은 발 옆 바닥을 짚는다.

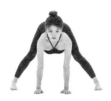

⑦ 이번에는 다시 오른쪽으로 90도 턴 하여 두 손은 바닥을 짚는다.

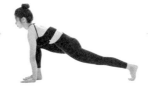

⑧ 다시 오른쪽으로 90도 턴하여 오른 무릎을 직각으로 굽혀 왼 발꿈치를 높이 들어 올린다. 이때 두 손은 바닥을 짚는다.

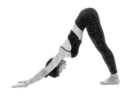

⑨ 오른 다리를 뒤로 보내 아도 무카 스바나아사나로 돌아온다.

90° Standing Turn Vinyasa

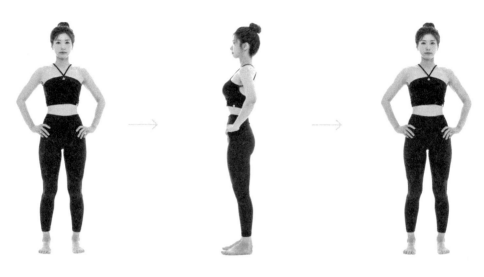

① 두 다리를 골반 너비로 하여 두 손은 골반 옆에 둔다.

② 점프하여 오른쪽으로 90도 턴한다.

③ 다시 왼쪽으로 90도 턴하여 제자리로 돌아온다.

180° Standing Turn Vinyasa

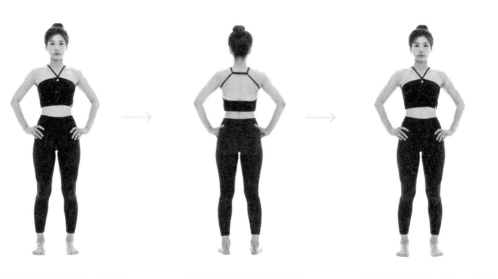

① 두 다리를 골반 너비로 하여 두 손은 골반 옆에 둔다.

② 점프하여 오른쪽으로 180도 턴한다.

③ 다시 왼쪽으로 180도 턴하여 제자리로 돌아온다.

270° Standing Turn Vinyasa

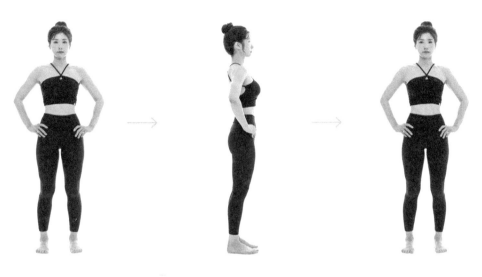

① 두 다리를 골반 너비로 하여 두 손은 골반 옆에 둔다.

② 점프하여 오른쪽으로 270도 턴한다.

③ 다시 왼쪽으로 270도 턴하여 제자리로 돌아온다.

360° Standing Turn Vinyasa

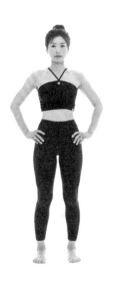

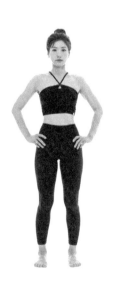

① 두 다리를 골반 너비로 하여 두 손은 골반 옆에 둔다.

② 점프하여 오른쪽으로 360도 턴하여 제자리로 돌아온다.

검하연

ARM BALANCE

요가스테 운영, 대표 원장
히말라야빈야사요가 시니어 티쳐
2022 웨이크업 리트릿 프레젠터
스마트홈트 어플리케이션 내 요가강사로 활동
운동크레이에터 더쎔의 소속 트레이너로 활동

〈자격 사항〉
Flow yoga Lv1, 2 수료
Himalaya vinyasa yoga Lv1, 2 수료

인스타 @kimhayeoni
유튜브 하연요가

요가를 통하여 지금 이 순간이 삶이 존재하는 유일한 순간임을 알아차리며,
과거나 미래가 아닌 현재를 충분히 즐기며 살아가고자 합니다.
그렇게 매트 위에서 나에 대해 알아가고 변화를 시도하며, 조금씩 발전해 나갑니다.
매트 위에서의 경험과 태도는 우리의 삶과 닮았습니다.
많은 분들이 요가를 통하여 삶의 많은 일들에 유연하게 대처하며,
충만한 삶을 살아가시길 바랍니다.

Bakasana

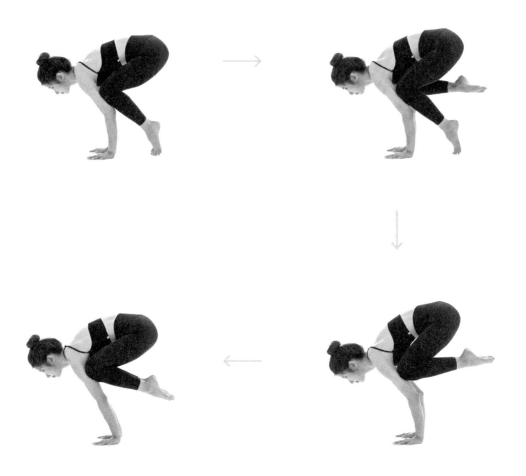

Exercise

① 두 손을 20cm 정도 발 앞쪽 바닥에 놓는다.

② 두 발을 모아 뒤꿈치를 높이 들고 쪼그려 앉는다.

③ 무릎을 넓게 벌리고 무릎을 겨드랑이에 깊게 끼운다.

④ 양 무릎을 겨드랑이에 끼운 상태에서 두 발을 살짝 뒤로 보낸다.

⑤ 체중을 조금 앞으로 이동한 다음 한 발을 바닥에서 들어 올린다.

⑥ 무게중심을 완전히 앞으로 보내 양쪽 다리가 자연스럽게 뜨도록 한다.

Tip

• 고개를 숙이면 앞으로 넘어질 수 있다. 고개를 들어 시선은 정면으로 한다. 이때 발끝을 point로 해서 자세를 유지한다.

• 어깨가 아래로 내려가면 몸을 들어 올릴 수가 없다. 몸이 아래로 꺼지지 않도록 손바닥에 힘을 주어 어깨가 아래로 내려가지 않도록 몸을 살짝 들어 올린다.

Bakasana(변형)

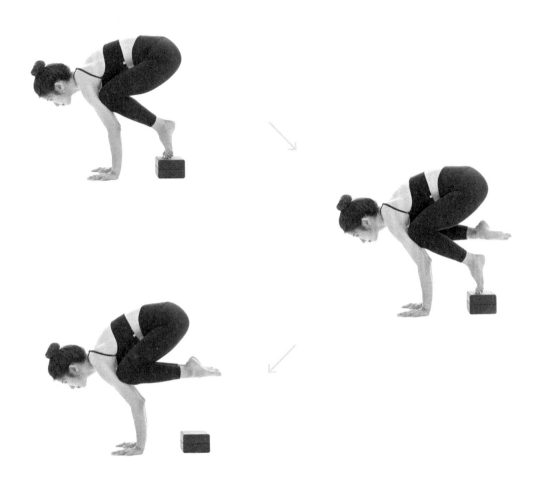

Exercise

① 블록을 밟고 올라가 뒤꿈치를 높이 들어 올린다.
② 두 손은 20cm 발 앞쪽 바닥에 놓는다.
③ 두 발을 모아 뒤꿈치를 높이 들고 쪼그려 앉아
④ 무릎을 넓게 벌리고 무릎을 겨드랑이에 깊게 끼운다.
⑤ 두 무릎을 겨드랑이에 끼운 상태에서 두 발을 살짝 뒤로 보낸다.
⑥ 체중을 조금 앞으로 이동한 다음 한 발을 바닥에서 들어 올린다.
⑦ 무게중심을 완전히 앞으로 보내 양쪽 다리가 자연스럽게 뜨도록 한다.

Tip

• 고개를 숙이면 앞으로 넘어질 수 있다. 고개를 들어 시선은 정면으로 한다. 이때 발끝을 point 로 해서 자세를 유지한다.
• 어깨가 아래로 내려가면 몸을 들어 올릴 수가 없다. 몸이 아래로 꺼지지 않도록 손바닥에 힘을 주어 어깨가 아래로 내려가지 않도록 몸을 살짝 들어 올린다.

Eka Pada Bakasana II

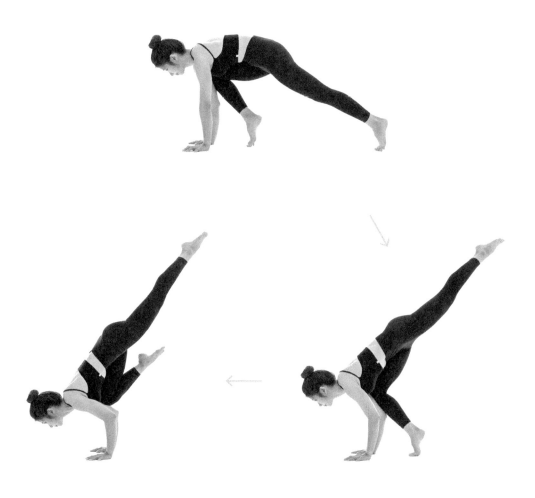

Exercise

① 두 손은 바닥을 짚고 오른 무릎을 굽혀 오른팔 상부에 무릎을 댄다.
② 왼 다리는 뒤쪽으로 보내 뒤꿈치를 높이 들어 발끝을 바닥에 놓는다.
③ 왼 다리를 최대한 높이 들어 올려 무게중심을 앞으로 이동한다.
④ 무게중심을 앞으로 이동해 오른 발끝이 바닥에서 뜨도록 한다.
이때 양쪽 발끝에 힘을 주어 위로 뻗는다.
⑤ 반대쪽도 같은 방법으로 반복한다.

Tip

• 초보자는 오른 무릎이 오른 팔뚝 바깥으로 나오도록
올리고 숙련자는 오른 무릎을 오른 겨드랑이 안쪽에 끼
워 동작한다.
• 오른 무릎을 굽혔을 때 오른 손목 가까운 손바닥에 힘
을 주어 동작한다.

Eka Pada Bakasana II (변형)

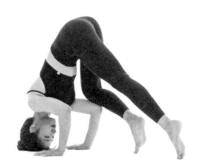

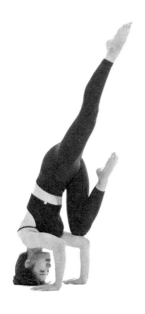

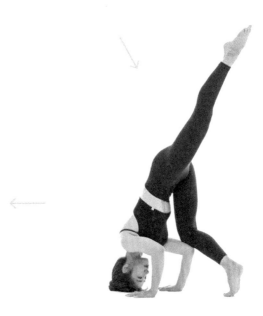

Exercise

① 두 손은 바닥을 짚고 이마를 바닥에 댄다.
② 오른 무릎을 굽혀 오른팔 상부에 무릎을 댄다.
③ 왼 다리는 뒤쪽으로 보내 뒤꿈치를 높이 들어 발끝을 바닥에 놓는다.
④ 왼 다리를 최대한 천장 방향으로 들어 올려 무게중심을 앞으로 이동
한다. 오른발이 바닥에서 뜨면 두 발끝에 힘을 주고 끝까지 밀어낸다.
⑤ 무게중심을 뒤로 이동해 왼 다리를 뒤쪽으로 살짝 내려 체중을 뒤로
보낸다. 체중이 뒤로 옮겨지면 이마를 들어 올려 자세를 유지한다. 이
때 양쪽 발끝에 힘을 주어 위로 뻗는다.
⑥ 반대쪽도 같은 방법으로 반복한다.

Tip

• 암밸런스에서 제일 중요한 것은 무게중심의 이동이다.
얼굴을 들어 올리려고만 하면 들기 힘들다. 최대한 체중
을 뒤로 이동해야 얼굴을 들어 올릴 수 있다.

Eka Pada Bakasana II (변형)

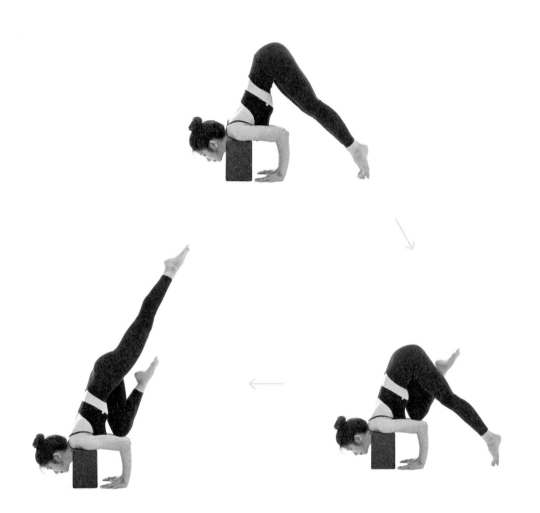

Exercise

① 팔꿈치를 직각으로 굽혀 두 손은 바닥을 짚고 두 무릎을 굽혀 바닥에 대고 엉덩이를 들고 앉는다.

② 블록을 세로로 세워 어깨 아래 둔다.

③ 체중을 상체 쪽으로 이동하여 뒤꿈치를 높이 들고 엉덩이를 위로 높이 들어 올린다. 이때 양쪽 다리를 완전하게 편다.

④ 오른 무릎을 굽혀 오른팔 위에 올린다.

⑤ 어깨 아래에 있는 블록에 체중을 실어 왼 다리는 뒤로 들어 올린다. 이때 두 발 끝에 힘을 주어 끝까지 뒤로 뻗는다.

Tip

• 다리를 천장쪽이 아닌 조금씩 뒤쪽으로 보내면 난이도를 높일 수 있다.

Parsva Eka pada Bakasana

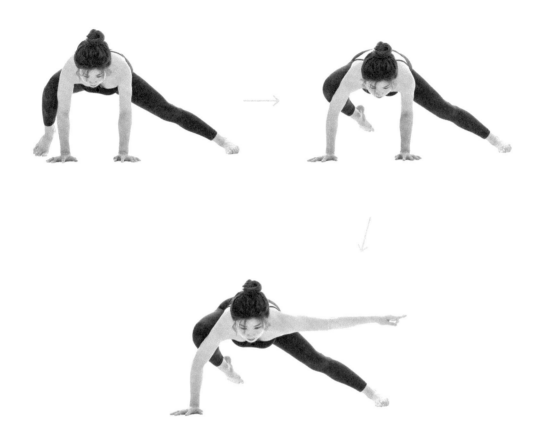

Exercise

① 두 팔을 어깨너비보다 넓게 벌리고 두 손은 바닥을 짚는다.

② 오른 다리를 굽혀 오른 팔꿈치 위에 정강이를 올려준다. 왼 다리는 옆으로 길게 뻗는다.

③ 체중을 앞으로 80% 이상 실어 오른발을 바닥에서 들어 올린다. 이 때 오른 발끝에 힘을 준다.

④ 중심을 안정적으로 잡을 수 있다면, 왼팔을 옆으로 뻗어 왼손은 친 무드라를 하고 오른팔로만 중심을 잡는다.

⑤ 반대쪽도 같은 방법으로 반복한다.

Tip

• 팔 힘이 약하면 두 팔을 바닥에 짚고 자세를 유지한다. 익숙해졌을 때 한팔을 들어 올려 동작한다.

* 친 무드라 : 엄지끝과 검지끝을 붙이고 손바닥이 바닥을 향하게 한다.

Eka Pada Galavasana I

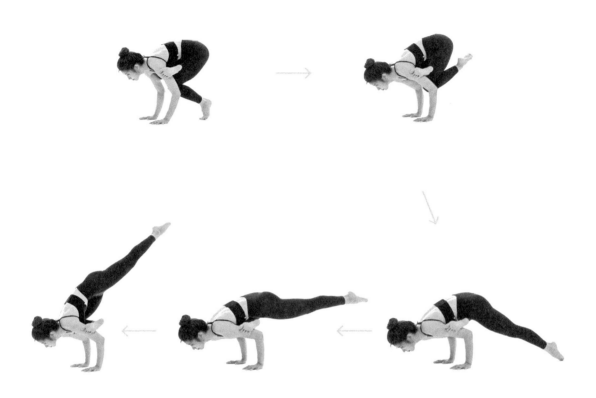

Exercise

① 두 손은 바닥을 짚고 오른 다리를 굽혀 왼 허벅지 위에 올려 쪼그려 앉는다. 이때 오른 무릎은 오른팔 상부 뒷면에, 오른 발목은 왼팔 상부 뒷면에 깊이 끼운다.

② 체중을 앞으로 이동해 왼 다리가 바닥에서 자연스럽게 띄워 발끝은 point 한다.

③ 왼 다리를 뒤로 쭉 뻗는다.

④ 왼 뒤꿈치를 높이 들어 올려 체중을 앞으로 이동해 엉덩이를 좀 더 위로 들어 올린다.

⑤ 이제 체중을 80% 이상 앞으로 보내 왼발 끝에 힘을 주어 왼 다리를 뒤로 뻗어 올린다.

⑥ 반대쪽도 같은 방법으로 반복한다.

Tip

• 머리를 숙이면 앞으로 넘어질 수 있다. 어깨를 아래로 쳐지게 하지 말고 고개를 들어 시선은 앞을 바라본다.

Eka Pada Galavasana I (변형)

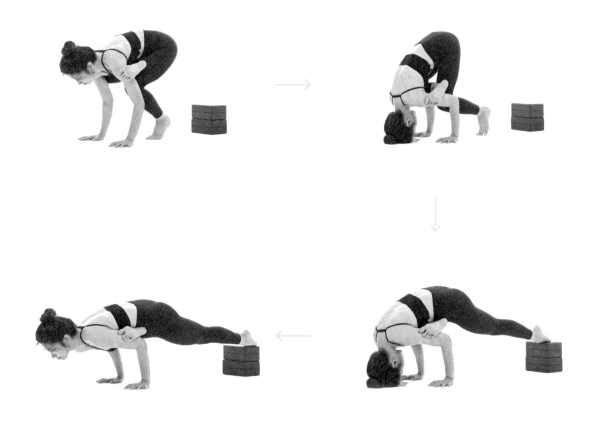

Exercise

① 왼 다리를 뒤로 뻗었을 때 닿을 거리에 블록을 둔다.
② 두 손은 바닥을 짚고 오른 다리를 굽혀 왼 허벅지 위에 올려 쪼그려 앉는다. 이때 오른 무릎은 오른팔 상부 뒷면에, 오른 발목은 왼팔 상부 뒷면에 깊이 끼운다.
③ 정수리를 바닥에 내린다.
④ 왼 다리를 뒤로 뻗어 쌓아 둔 블록 위에 발등을 올린다.
⑤ 블록 위에 올린 발등과 양쪽 팔로 체중을 옮겨 힘을 주어 머리를 바닥에서 들어 올린다. 발이 블록 위에 있어 중심 잡기가 용이하다.

Tip

• 머리를 바닥에 들어 올리는 것이 쉽지 않다. 체중을 옮기는 연습을 통해 들어 올리도록 연습한다.
• 머리가 바닥에서 들어 올려지면 발을 블록에서 들어 올리는 연습을 한다.

Eka Pada Galavasana II

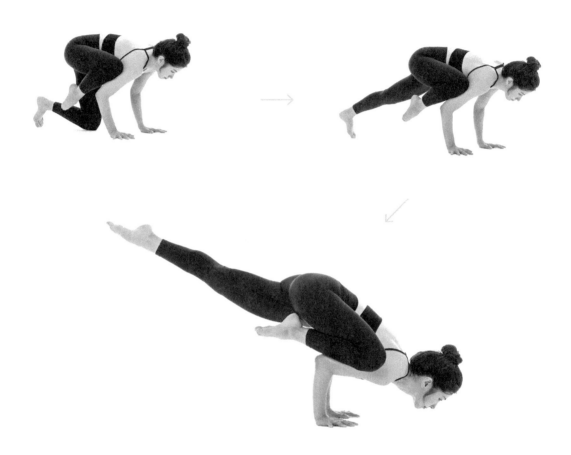

Exercise

① 양 손은 바닥을 짚고, 왼 무릎을 굽혀 바닥에 놓고 오른 무릎은 완전히 굽혀 오른팔 상부 뒤쪽에 올린다. 이때 두 팔은 살짝 굽힌다. 왼 발꿈치를 높이 들어 무릎을 곧게 펴 오른팔에 힘이 실리도록 한다.
② 팔꿈치를 직각으로 굽혀 무게중심을 앞으로 이동하여 체중을 오른팔에 80% 이상 실어 왼 다리가 자연스럽게 바닥에서 뜨도록 한다.
③ 반대쪽도 같은 방법으로 반복한다.

Tip

• 팔에 힘이 약하면 이마를 바닥에 대고 왼발을 들어 올린다. 이때는 팔꿈치를 직각으로 꼭 만들어야 한다.

Eka Pada Koundinyasana I

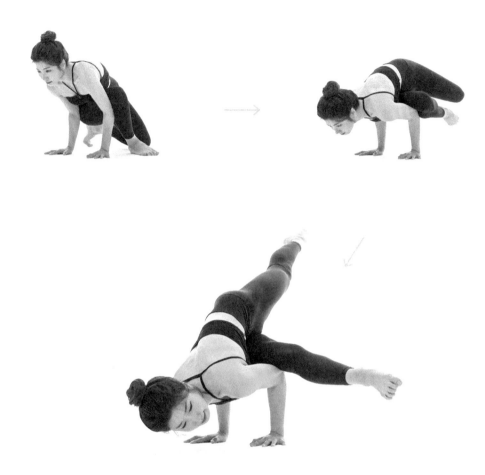

Exercise

① 왼 다리를 굽혀 무릎을 바닥에, 뒤꿈치를 세워 발가락을 바닥에 내린다.

② 오른 무릎은 세우고 발바닥을 바닥에 댄다.

③ 두 손은 바닥을 짚고 오른 엉덩이는 오른 팔꿈치 위에
오른 무릎 바깥쪽은 왼 팔꿈치 위에 올린다.

④ 천천히 체중을 팔 쪽으로 옮겨 양쪽 다리가 바닥에서 자연스럽게 뜨게 한다.

⑤ 두 팔에 체중이 실려 양쪽 다리가 들리면 이제 교차되도록 쭉 뻗는다.

⑥ 반대쪽도 같은 방법으로 반복한다.

Tip

• 초보자들은 무릎을 굽혀 동작한다.

Eka Pada Koundinyasana I (변형)

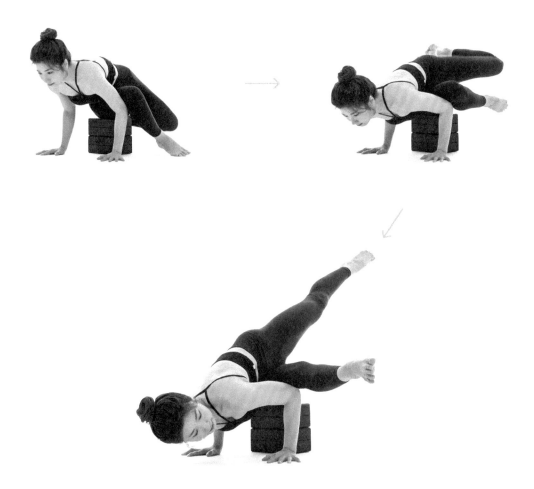

Exercise

① 왼 다리를 굽혀 무릎을 바닥에, 뒤꿈치를 세워 발가락을 바닥에 내린다. 오른 무릎은 세우고 발바닥을 바닥에 댄다. 두 손은 바닥을 짚고 오른 무릎 바깥쪽은 왼 팔꿈치 위에 올린다. 이때 블록 2개를 쌓아 오른 엉덩이 가까이 둔다.

② 오른 엉덩이를 블록 위에 올린다. 오른팔은 팔꿈치를 굽혀 팔꿈치를 옆구리에 대고 오른 무릎 바깥쪽은 왼 팔꿈치 위에 올린다.

오른 팔꿈치가 직각이 되도록 체중을 앞으로 이동해 양쪽 다리를 바닥에서 들어 올린다.

③ 바닥에 양쪽 다리를 다 들어 올렸으면 이제 서로 교차 되도록 쭉 뻗는다. 이때 두 발 끝에 힘을 강하게 주어 뻗는다.

Tip

• 힘이 들면 머리의 측면을 바닥에 대고 자세를 유지한다.

• 팔꿈치를 직각으로 하는 것이 중요하다.

Eka Pada Koundinyasana II

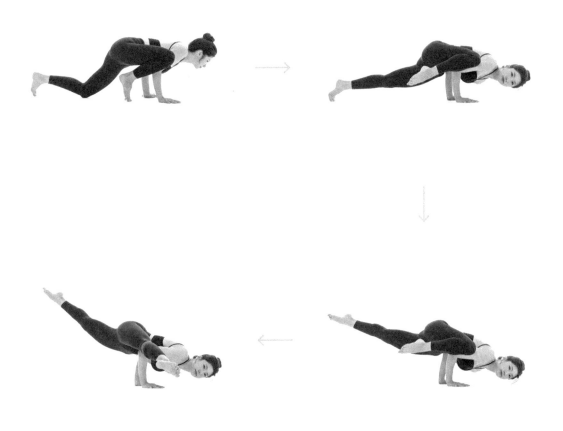

Exercise

① 양 손은 바닥을 짚고, 팔을 굽힌다. 오른쪽 상완 위에 오른 무릎을 댄다. 왼 무릎과 발끝을 바닥에 댄다.
② 왼 팔꿈치를 옆구리 아래에 끼우고 손가락이 바깥쪽을 향하도록 손을 돌려 바닥을 짚는다. 오른 발을 바닥에서 들어올린다. 어깨에서 다리가 미끄러지지 않게 허벅지 안쪽에 힘을 준다.
③ 팔꿈치가 직각이 되도록 체중을 앞으로 이동하며 왼 무릎 들어올린다.
④ 왼 다리를 펴주고, 오른 다리도 쭉 편다. 이때 시선은 앞쪽 바닥을 본다. 양쪽 다리는 발끝에 힘을 주어 앞·뒤로 쭉 뻗는다.
⑤ 반대쪽도 같은 방법으로 반복한다.

Tip

• 초보자들은 왼 팔꿈치를 옆구리에 안에 넣어서 팔꿈치에 몸통을 기대 동작을 유지한다.

Eka Pada Koundinyasana II (변형)

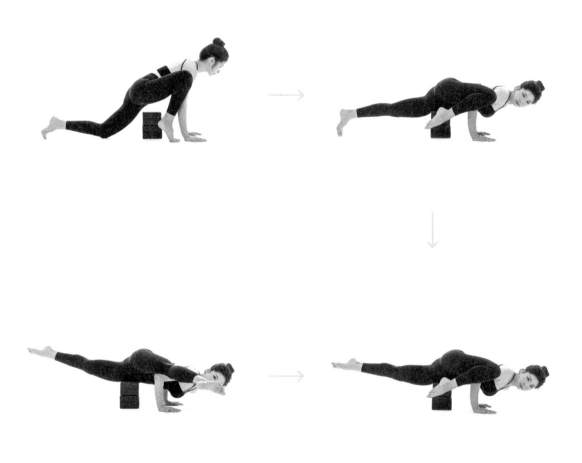

Exercise

① 양 손은 바닥을 짚고, 왼 다리는 뒤로 보내 발끝과 무릎을 바닥에 두고, 오른 무릎을 윗 팔에 댄다.

② 왼쪽 골반 아래 블록 2개를 쌓고, 왼 팔꿈치에 옆구리를 대며 오른 발을 바닥에서 들어올린다.

③ 뒤에 있는 왼 발끝을 바닥에 대고 무릎을 쭉 편다.

④ 체중을 앞으로 이동하며 골반 아래에 있는 블록에 기대며, 뒤에 있는 왼 다리도 바닥에서 들어 올려 뒤로 쭉 뻗는다.

⑤ 오른 다리도 앞으로 쭉 뻗는다. 이때 발끝까지 힘을 주어 뻗는다.

⑥ 반대쪽도 같은 방법으로 반복한다.

Tip

• 블록이 골반 아래 있게 하고 배나 옆구리에 걸치지 않도록 한다.

Eka Pada Koundinyasana II (변형)

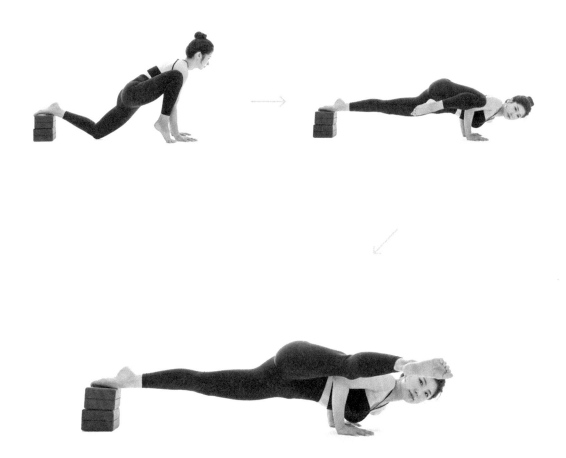

Exercise

① 양 손은 바닥을 짚고, 오른 다리는 굽혀 무릎을 오른 팔꿈치 위쪽에 댄다. 뒤에 있는 왼발등 아래 블록을 두개 쌓아 둔다.

② 왼쪽 손가락이 바깥을 향하도록 돌리며, 왼 팔꿈치를 옆구리에 끼운다.

③ 왼 발등에 힘을 주며 오른 다리를 바닥에서 들어올리고 왼 다리도 편다. 가능하면 오른 다리와 왼 다리를 쭉 편다.

④ 오른 다리가 어깨에서 미끄러져 내려오지 않도록 허벅지 안쪽에 힘을 준다.

⑤ 반대쪽도 같은 방법으로 반복한다.

Tip

• 힘들면 앞쪽의 무릎을 굽히고 동작을 하면 쉽게 자세를 만들어 갈 수 있다.

• 자세가 안정되면 무릎을 펴도록 한다.

Dwi pada Koundinyasana

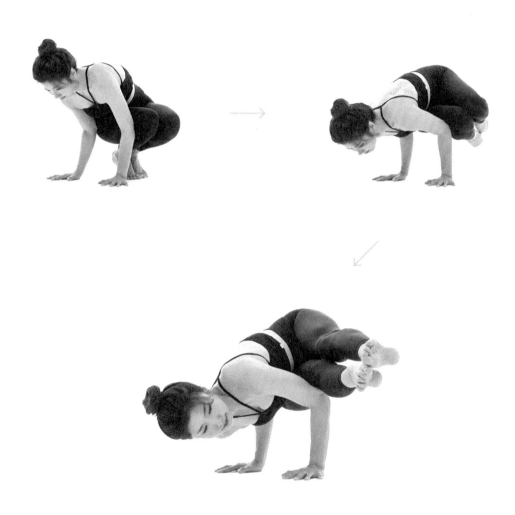

Exercise

① 뒤꿈치를 세워 두 무릎을 굽혀 앉는다. 상체를 오른 다리 바깥쪽으로 돌려 오른 무릎 외측이 왼 팔꿈치 위에, 오른 엉덩이 옆측이 오른 팔꿈치 위에 오게 한다.
② 팔꿈치가 직각이 되도록 체중을 팔 쪽으로 실어 양쪽 다리를 바닥에서 들어 올린다.
③ 중심이 잘 잡히면 발 끝에 힘을 주어 양쪽 다리를 쭉 뻗는다.
④ 반대쪽도 같은 방법으로 반복한다.

Tip

• 땀이 다리가 자꾸 흘러내리면 수건을 팔 위에 올려놓고 자세를 연습하는 것도 하나의 방법이다.

Dwi pada Koundinyasana (변형)

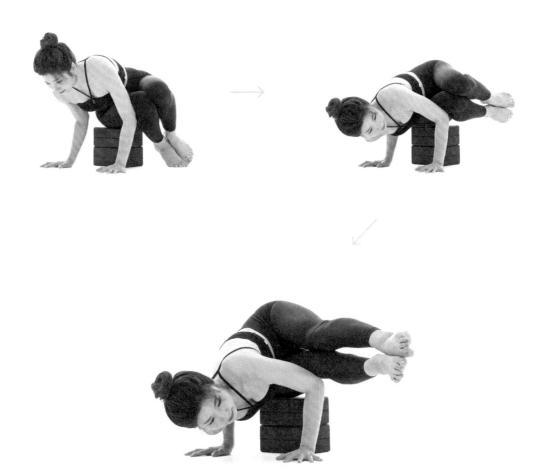

Exercise

① 오른 엉덩이 근처에 블록을 두고, 두 무릎을 굽혀 쪼그려 앉는다. 오른 무릎 외측에 왼 팔꿈치를 댄다.
② 천천히 오른 엉덩이를 블록 위에 올리면서 상체를 옆으로 숙인다. 오른팔은 굽혀 오른 옆구리에 붙이고 두 팔은 직각이 되도록 한다.
③ 중심이 잘 잡히면 양쪽 다리를 쭉 뻗어 곧게 편다.

Tip

• 허벅지가 최대한 팔꿈치 위쪽에 걸리도록 한다. 팔꿈치 위로 걸지 않으면 다리가 밑으로 흘러 내려올 수 있다.

Tittibhasana

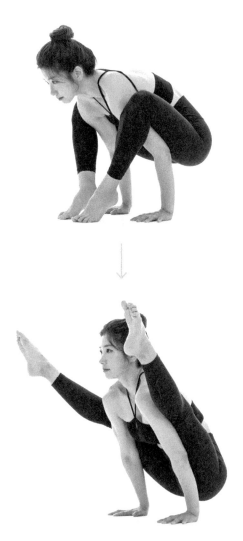

Exercise

① 양 어깨를 양쪽 다리 안으로 깊이 넣어주고 두 손은 바닥을 짚는다.
② 엉덩이를 아래로 내리면서 발끝에 힘을 주어 위로 곧게 뻗는다.

Tip

• 어깨에서 허벅지가 미끄러지듯 내려오지 않도록 양 허벅지 안쪽에 강하게 힘을 주어 동작한다.

Tittibhasana (변형)

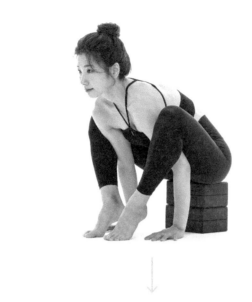

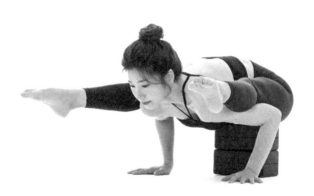

Exercise

① 엉덩이 아래 블록을 두고 그 위에 앉는다. 양어깨를 양쪽 다리 안으로 깊이 넣어주고 두 손은 바닥을 짚는다.
② 팔꿈치를 직각으로 굽혀 상체를 숙이고 발끝까지 힘을 주어 양쪽 다리를 앞으로 곧게 뻗는다. 이때 시선은 멀리 바닥을 바라본다.

Tip

• 블록 2개를 놓고 시작해보고 어깨를 팔꿈치와 직각이 되도록 내려준다. 동작이 연습이 되면 블록 1개만 이용하고 다리를 위쪽으로 뻗는 연습을 하도록 한다.

Astavakrasana

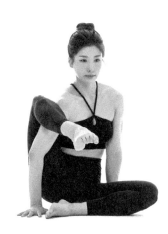

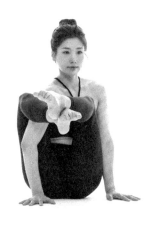

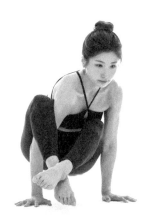

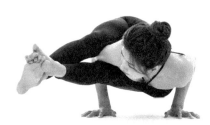

Exercise

① 양 다리를 앞으로 뻗어 반듯하게 앉는다. 오른 무릎을 굽혀 오른 어깨 위에 올린다.

② 왼 무릎을 굽혀 왼발을 오른발 위에 올려 두 발을 교차한다.

③ 손바닥에 힘을 주고 엉덩이를 바닥에서 들어 올린다.

④ 팔꿈치를 직각으로 굽혀 상체를 앞으로 숙이면서 다리를 뻗는다.

⑤ 무게중심을 앞으로 이동하여 교차하고 있는 발에 힘을 주어 다리를 곧게 편다.

⑥ 반대쪽도 같은 방법으로 반복한다.

Tip

• 허벅지 안쪽에 힘을 강하게 주어 다리가 어깨에서 빠지지 않게 주의한다.

Astavakrasana (변형)

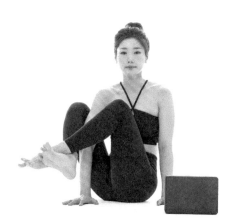

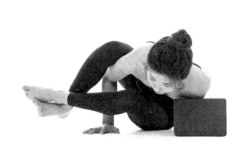

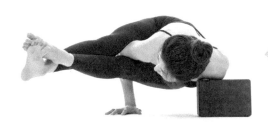

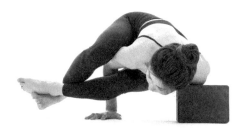

Exercise

① 블록 하나를 왼 어깨 앞쪽에 둔다. 오른 무릎을 굽혀 오른 어깨 위에 올리고 왼 무릎을 굽혀 왼발을 오른발 위에 올려 두 발을 교차한다.
② 천천히 상체를 앞으로 숙여 무게중심을 이동한다.
③ 2번에서 연결하여 어깨를 블록 위에 올리고 블록 위에 있는 어깨와 무릎으로 80% 정도 체중을 실어 준다.
④ 두 팔을 직각으로 굽혀 머리와 함께 체중을 이용하여 엉덩이를 바닥에서 들어 올리고 양쪽 다리를 뻗는다.

Tip

• 팔의 힘이 없는 분은 어깨에 있는 블록을 빼고 왼 팔꿈치를 굽혀 바닥에 대고 몸을 밀어 올리는 연습을 한다.

Maksikanagasana I

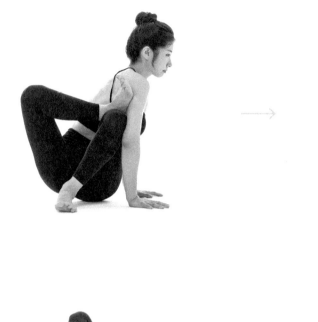

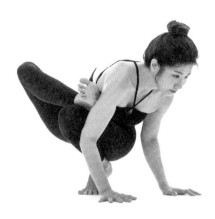

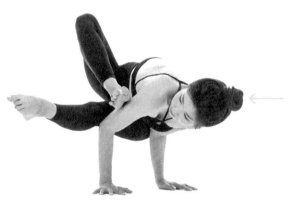

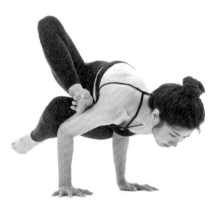

Exercise

① 오른 발목을 왼 무릎 위에 걸어준뒤 오른팔은 왼쪽으로 넘겨 오른 발바닥을 오른 겨드랑이에 끼우고, 오른 팔꿈치는 왼 허벅지 외측에 댄 다. 왼 팔꿈치는 굽혀 왼 엉덩이에 댄다.

② 천천히 무게중심을 왼쪽으로 이동하여 두 팔꿈치 쪽으로 체중을 실 어 왼발이 바닥에서 뜨도록 한다.

③ 중심이 잘 잡혀 안정적으로 유지되면 왼 다리를 곧게 편다.

④ 반대쪽도 같은 방법으로 반복한다.

Tip

• 왼 허벅지 외측이 오른 팔꿈치 상부에 올려야 다리가 아래로 떨어지는 것을 방지할 수 있다.

Maksikanagasana I (변형)

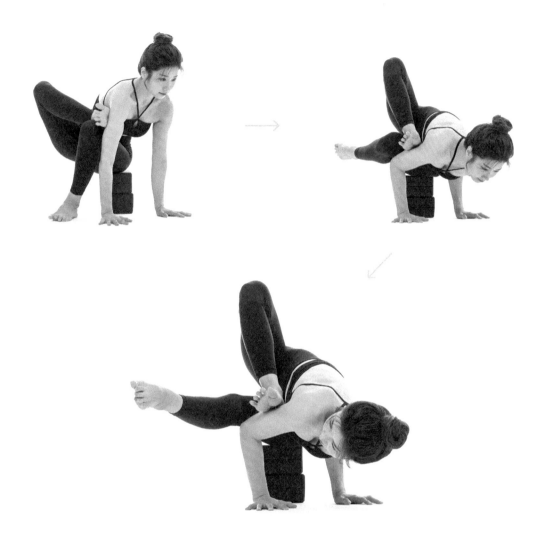

Exercise

① 왼 엉덩이 가까이 블록을 놓는다. 오른 발목을 왼 무릎 위에 걸어주고 오른 다리를 왼쪽으로 넘겨 오른 발바닥을 겨드랑이에 끼운다. 오른 팔꿈치는 왼 허벅지 외측에 댄다.

② 천천히 무게중심을 왼쪽으로 이동하여 왼 엉덩이를 블록 위에 올리고 블록 쪽으로 체중을 실어 왼발이 바닥에서 뜨도록 한다. 이때 두 팔은 직각으로 굽혀 자세를 유지한다.

③ 자세를 안정적으로 유지할 수 있다면 왼발 끝에 힘을 주어 다리를 곧게 편다.

Tip

• 초보자는 뻗은 다리를 굽혀 동작을 연습하고 어깨를 아래로 많이 굽혀 동작을 연습하는 것이 쉬울 수 있다.

Utthan Pristhasana

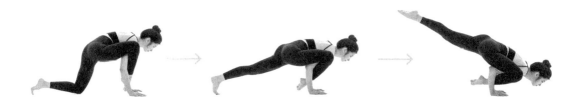

Utthan Pristhsana (변형)

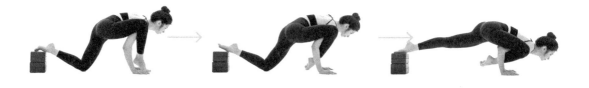

Exercise

① 양 손은 바닥을 짚고, 왼 무릎을 굽혀 바닥에 놓고 오른 무릎은 굽혀
오른 상부 바깥쪽에서 안쪽으로 걸어준다. 이때 두 팔은 살짝 굽힌다.
② 왼 발꿈치를 높이 들어 무릎을 곧게 펴 오른팔에 힘이 실리도록 한다.
③ 팔꿈치를 직각으로 굽혀 무게중심을 앞으로 이동하여 체중을 오른
팔에 80% 이상 실어 왼 다리가 자연스럽게 바닥에서 뜨도록 한다.
④ 반대쪽도 같은 방법으로 반복한다.

Tip

• 팔에 힘이 약하면 이마를 바닥에 대고 왼발을 들어 올
린다. 이때는 팔꿈치를 직각으로 꼭 만들어야 한다.

Bhujapidasana

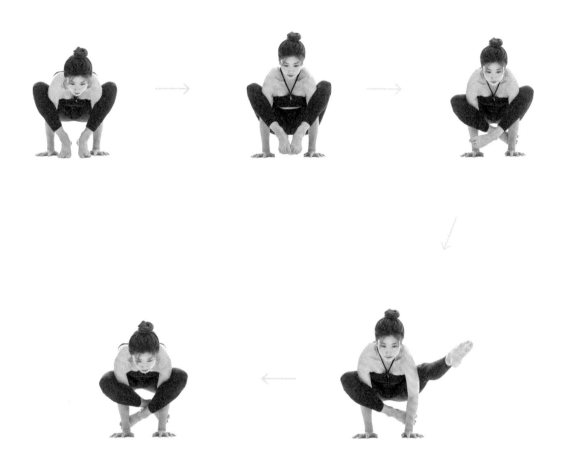

Exercise

① 어깨보다 좁게 두 손을 바닥에 대고 양쪽 허벅지를 어깨에 깊이 걸어 발끝을 바닥에 댄다.

② 오른발을 굽혀 왼 손목 뒤에 걸어준다.

③ 무게중심을 뒤쪽으로 살짝 이동하여 왼발을 들어 뻗어준다.

④ 중심이 안정적으로 잡히면 왼 다리도 굽혀 오른팔 손목 뒤에 걸고 두 손으로 중심을 잡아 자세를 유지한다.

⑤ 반대쪽도 같은 방법으로 반복한다.

Tip

• 두 발을 양쪽 손목에 걸기 힘들면 한쪽만 걸어 연습한다.

Mayurasana

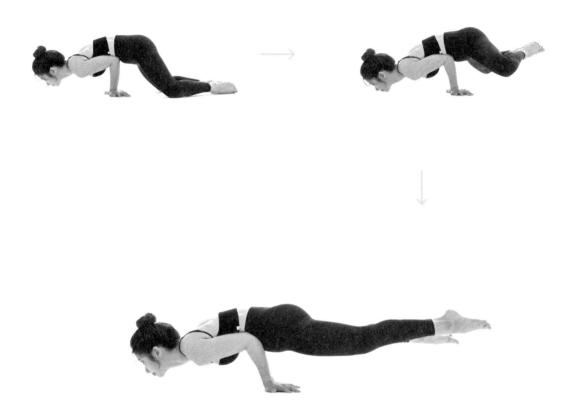

Exercise

① 무릎을 약간 벌려 무릎과 발을 바닥에 내린다.

② 몸을 앞으로 숙여, 손가락이 몸쪽으로 향하게 손바닥을 바닥에 놓는다. 팔꿈치를 굽혀 팔꿈치를 모은다.

③ 양쪽 다리를 뒤로 뻗어 발등을 바닥으로 내린다.

④ 체중을 앞으로 이동하여 등을 동그랗게 말아준다.

⑤ 체중을 계속 이동하여 두 발을 들어 올리려고 하지 말고 두 발이 바닥에서 자연스럽게 뜨게 한다.

Tip

• 다리가 뒤로 길게 뻗어서 동작하기가 어렵다면 양쪽 다리를 굽힌다. 고개를 숙이면 앞으로 넘어질 수 있으니 고개를 들어 시선은 정면으로 한다.

Mayurasana (변형)

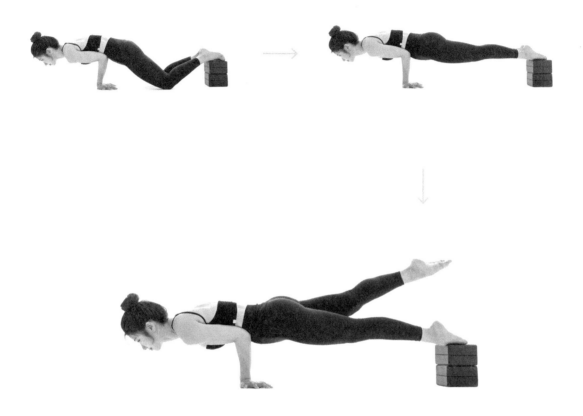

Exercise

① 발등아래 블록을 두 개 쌓아 높는다. 손가락으로 몸쪽으로 향하게 손바닥을 바닥을 짚고 팔꿈치를 굽혀 모아 복부 아래 받친다. 무릎은 구부려 바닥에 대고 발등을 블록 위에 놓는다.

② 블록 위에 있는 발등에 힘을 주며 무릎을 펴 다리를 쭉 뻗는다.

Tip

• 팔꿈치는 직각으로 만들고 발등에 힘을 주어 블록에 체중을 의지한다.

연화

SLOW VINYASA

타우플로우요가1, 2, 골반다이어트요가, 마하하타요가,
걸그룹요가, 써클요가, 슬림한요가 창시 및 저자
국제요가명상협회 회장
울루루요가 대표
웨이크업리트릿 디렉터
코리아요가페스타 디렉터
리커버링요가 헤드마스터
유니버설요가 공인 티쳐
세바시 출연
기업강의
각종 방송 출연

인스타 @yeo_dong_gu
유튜브 여동구

요가 수련은 삶과 요가를 연결하는 연습이다.
삶에는 희로애락이 존재한다. 요가 또한 희로애락이 존재한다.
요가는 이러한 것들을 나에게 맞게 조절하고 나로 존재하도록 만든다.
요가 안에서 나 자신을 찾는다면 삶에서도 내가 주인공이 될 수 있을 것이다.

앙스낭

VINYASA

강릉 위크엔더스 리트릿 오롯이 나
2022 웨이크업 리트릿 프레젠터

〈자격사항〉
flow yoga Lv1, 2 수료
Himalaya vinyasa yoga Lv1, 2 수료
Mahahatha yoga Lv1, 2 수료

인스타 @nikkiyanz

나마스떼! Namaste

매일 바쁘게 흘러가는 시간 속, 하루 종일 '나'를 얼만큼 챙겨주고 있나요?
'나'를 잊고 지내지는 않았나요?

인디언들은 말을 타고 가다 이따금씩 말에서 내려
자기가 달려온 쪽을 한참동안 바라보고서 다시 말을 타고 달린다고 해요.
자기가 쉬기 위해서도 아니고, 말을 쉬게 하기 위해서도 아니라
혹시 너무 빨리 달려 자기의 영혼이 미처 뒤쫓아오지 못했을까봐
자신의 영혼을 기다리기기 위함이라고...

매트 위의 지금 이 순간.
잠시 일상을 멈추어 '나'를 기다려주고, 토닥토닥 보듬어주기.

선생님 정말 고맙습니다

복식호흡

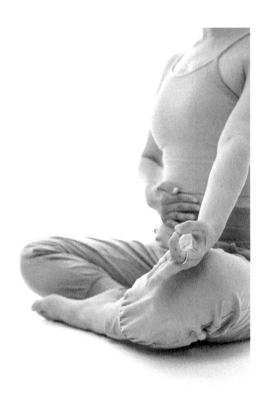 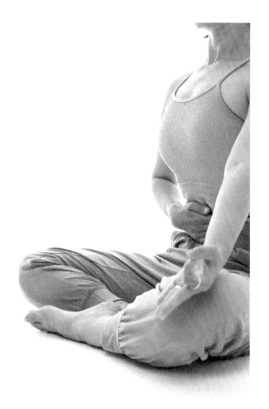

Exercise

① 수카아나사로 앉아, 두 손을 즈나나 무드라를 만들어 무릎에 댄다.

② 오른손을 배에 댄다. 호흡을 마실 때 배가 나온다.

③ 호흡을 내쉴 때 배가 들어간다.

Anuloma Viloma Pranayama

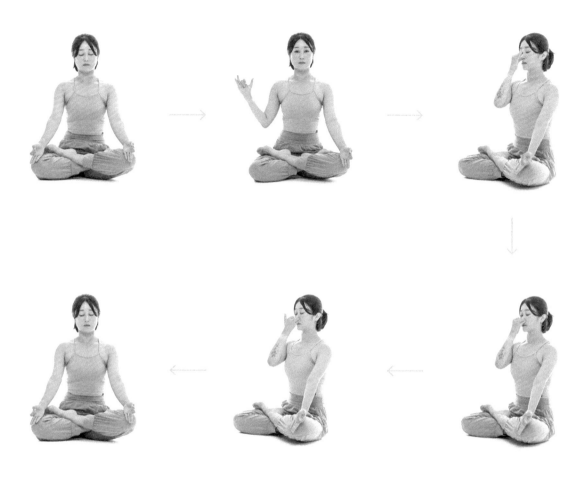

Exercise

① 수카아사나나 파드마아사나로 앉아 두 손은 즈나나 무드라로 무릎에 댄다.

② 오른손을 들어 두 번째와 세 번째 손가락을 접어 비슈누 무드라를 만든다.

③ 엄지손가락으로 오른쪽 코를 막고 왼쪽 코로 숨을 마신다.

④ 네 번째, 다섯 번째 손가락으로 왼쪽 코를 막으며 양쪽 코를 막고 잠시 동안 숨을 참는다.

⑤ 네 번째, 다섯 번째 손가락으로 왼쪽 코를 막고, 엄지손가락을 떼어 오른쪽 코로 숨을 내쉰다.

⑦ 오른쪽 코로 숨을 마시고, 양쪽 코를 막아 잠시 숨을 참는다.

⑧ 왼쪽 코로 숨을 내쉰다.

⑨ 5-10회 호흡한 후 원래 자세로 돌아온다.

Ado Muka Svanasana (변형, 어깨, 등, 다리 강화)

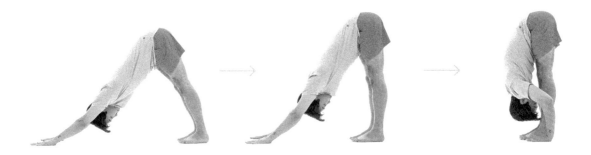

Exercise

① 아도 무카 스바나아사나에서 10번 호흡한다.

② 손이 발쪽으로 30cm 걸어간다.

③ 어깨를 강하게 누르며 10번 호흡한다.

④ 호흡이 끝나면, 두 손을 새끼발가락 옆의 바닥에 놓으며 우타나아사나를 한다.

⑤ 상체를 깊게 숙여 이마를 정강이에 대며 10회 호흡한다.

허리, 엉덩이 강화

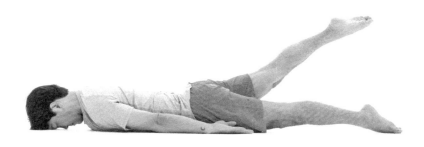

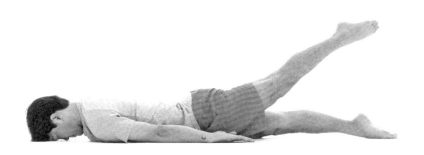

Exercise

① 배를 대고 엎드려 이마를 바닥에 댄다.

② 손바닥이 위를 향하게 하여 두 손을 엉덩이 옆 바닥에 놓는다.

③ 발끝에 힘을 주며 오른발부터 한 발씩 번갈아 위로 들어 올리고 내린다.

④ 30회를 하며 29회에 오른발 10번 카운팅, 30회에 왼발 10번 카운팅 한다.

등, 허리, 엉덩이 강화

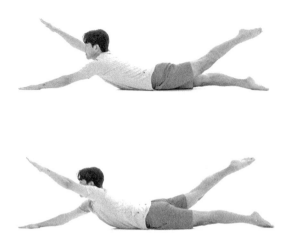

Exercise

① 배를 대고 엎드려 이마를 바닥에 댄다.

② 하나에 오른손과 왼발을 위로 올렸다 내리고, 둘에 왼손과 오른발을 위로 올렸다 내린다.

③ 20회를 하고 마지막에는 각 10회 카운팅한다.

엉덩이, 척추 강화

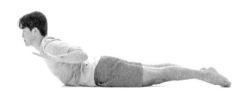

Exercise

① 배를 대고 엎드려 이마를 바닥에 댄다.

② 두 손을 앞으로 쭉 뻗는다.

③ 마시는 호흡에 팔꿈치를 접으면서 상체를 가슴까지 들어 올리고, 내쉬는 호흡에 팔을 쭉 펴면서 바닥으로 내려간다.

④ 20회 반복한다.

Side Plank (변형, 코어강화)

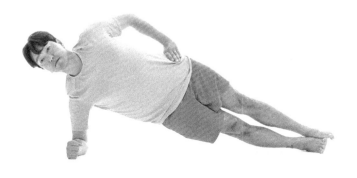

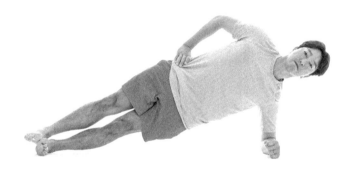

Exercise

① 플랭크 자세를 한다.
② 오른 손은 주먹을 쥐고 팔꿈치를 바닥에 댄다. 왼손은 허리에 두고, 오른발 위에 왼발을 올려놓는다.
③ 오른쪽 사이드 플랭크를 30초에서 1분간 유지한다.
④ 플랭크 자세로 돌아온 후, 왼쪽 사이드 플랭크를 30초에서 1분간 유지한다.

Plank (변형, 코어강화)

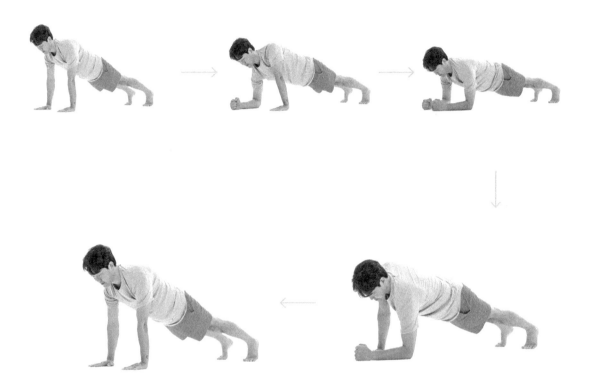

Exercise

① 플랭크 자세를 한다.

② 오른 팔꿈치를 바닥에 내리고 왼손 팔꿈치를 바닥에 내린다.

③ 오른 팔을 쭉 펴서 손바닥을 바닥에 놓고 왼 팔을 쭉 편다.

④ 5번 반복한다.

⑤ 플랭크 자세에서 왼쪽부터 5번 반복한다.

Supta Eka Padasana

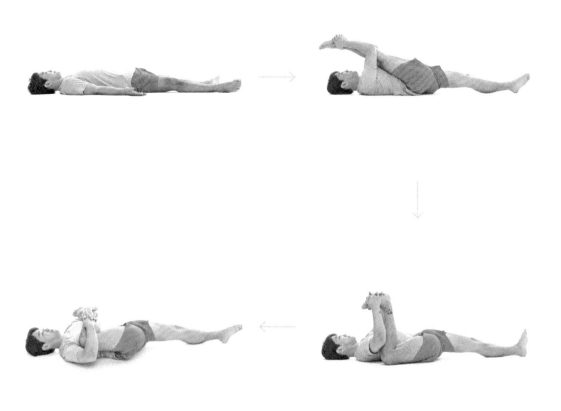

Exercise

① 등을 대고 바르게 눕는다.

② 마시는 호흡에 오른 다리를 들어 두 손으로 발목이나 발뒤꿈치를 잡고, 내쉬는 호흡에 상체 쪽으로 끌어당긴다. 다섯 번 호흡하며 자세를 유지한다.

③ 마시는 호흡에 다리를 들고 오른손으로 새끼발가락 옆 날을 잡고 왼손은 왼 허벅지 위에 얹는다.

④ 내쉬는 호흡에 오른 무릎을 직각으로 접어 오른 겨드랑이 안쪽으로 가져가며 무릎을 바닥으로 내린다. 다섯 번 호흡하며 자세를 유지한다.

⑤ 오른 발바닥을 왼 팔꿈치 안쪽에 걸고, 오른 무릎은 오른 팔꿈치 안쪽에 건다.

⑥ 내쉬는 호흡에 발을 왼 가슴 쪽으로 당긴다. 이때 오른 뒤꿈치와 무릎은 일직선이 되도록 한다. 다섯 번 호흡하며 자세를 유지한다.

Effect

• 햄스트링과 종아리 비복근 그리고 엉덩이 근육을 이완시켜준다. 천장관절과 고관절 그리고 무릎이 유연해진다.

Tip

• 무릎이 펴지지 않으면 수건이나 스트랩을 발에 걸어 당긴다.

• 엉덩이가 바닥에서 떨어지지 않도록 한다.

• 왼 다리 무릎이 구부러지지 않도록 유의한다.

• 턱을 들지 않는다.

• 어깨는 바닥에서 뜨지 않는다.

• 오른 무릎을 겨드랑이 가까이 최대한 당긴다.

• 바닥에 뻗어있는 다리의 허벅지는 바닥을 강하게 누른다.

• 몸이 한 쪽으로 기울어지지 않도록 중심을 잡는다.

Supta Utthita Eka Padasana

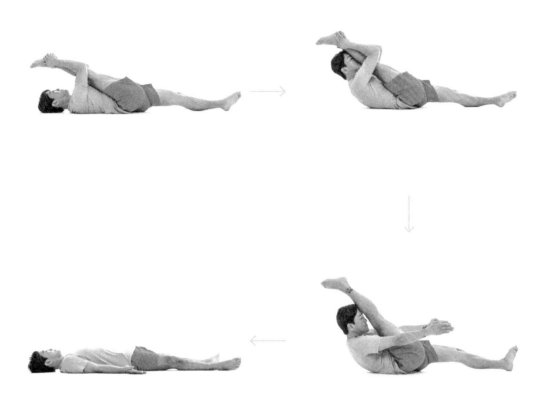

Exercise

① 마시는 호흡에 오른 다리를 펴고 머리를 든 후 내쉬는 호흡에 다리를 당겨 이마나 턱이 정강이에 닿도록 한다.
② 양손을 뻗으며 상체를 더 들고 이마나 턱을 정강이에 댄다. 다섯 번 호흡하며 자세를 유지한다.
③ 마시는 호흡에 상체를 내리고 내쉬는 호흡에 오른 다리를 내려 바르게 눕는다.
④ 왼쪽도 같은 방법으로 반복한다.

Effect

• 고관절이 부드러워지며 복부가 강화되고 허벅지가 강해진다.

Tip

• 상체를 들고 버티려면 복부 힘이 필요하다.
• 엉덩이가 바닥에서 떨어지지 않도록 한다.
• 허벅지로 바닥을 강하게 누른다.
• 코어에 힘을 강하게 주어 상체를 더 들도록 한다.
• 턱이나 이마가 정강이에서 떨어지지 않도록 유의한다.
• 무릎을 굽히지 않는다.

Parivrtta Setu Bandha Sarvangasana

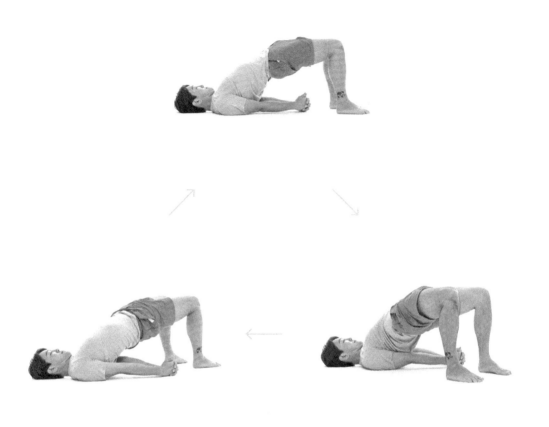

Exercise

① 시선은 위를 바라보며, 머리와 어깨, 두 팔, 손목을 고정시킨다. 마시는 호흡에 골반과 등을 들고, 내쉬는 호흡에 두 발이 오른쪽으로 걸어가서 다섯 번 호흡하며 자세를 유지한다.

② 마시는 호흡에 두 발은 제자리로 돌아오고, 내쉬는 호흡에 다시 왼쪽으로 걸어가서 다섯 번 호흡하며 자세를 유지한다.

Effect

• 척추와 허리가 강화되고, 유연해진다(몸의 측면이 스트레칭 되며 엉덩이와 등이 강해진다.).

Tip

• 무릎이 벌어지지 않게 하고 두 발은 골반 너비를 유지한다.

• 양쪽 엉덩이가 수평을 유지한다.

• 한쪽 어깨에만 체중이 실리지 않도록 한다.

• 팔꿈치를 완전히 펴서 손목을 누른다.

• 발바닥 안쪽으로 바닥을 강하게 누른다.

Spine Twist I

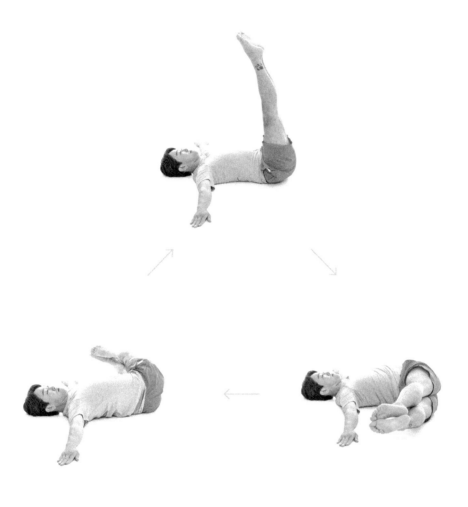

Exercise

① 바르게 누워 두 다리를 위로 곧게 뻗는다.

② 두 팔을 양쪽으로 뻗고 손바닥을 바닥에 놓는다.

③ 마시는 호흡에 바르게 정렬을 맞추고 머리와 어깨, 등을 바닥에 고정시킨다.

④ 내쉬는 호흡에 허리와 골반을 회전시켜 두 다리를 오른쪽으로 보낸 후, 다섯 번 호흡하며 자세를 유지한다.

⑤ 마시는 호흡에 돌아오고, 내쉬는 호흡에 왼쪽으로 회전하여, 다섯 번 호흡하며 자세를 유지한다.

Effect

• 척추가 유연해지고 강해진다.

• 복부에 힘이 생긴다.

• 균형감이 생긴다.

Tip

• 두 어깨를 바닥에 붙이고 경직되지 않도록 힘을 뺀다.

• 두 다리는 서로 붙이고 발끝에 힘을 주어 다리를 쭉 뻗는다.

• 손바닥으로 바닥을 밀어낸다.

• 복부 힘으로 자세를 유지한다.

Spine Twist II

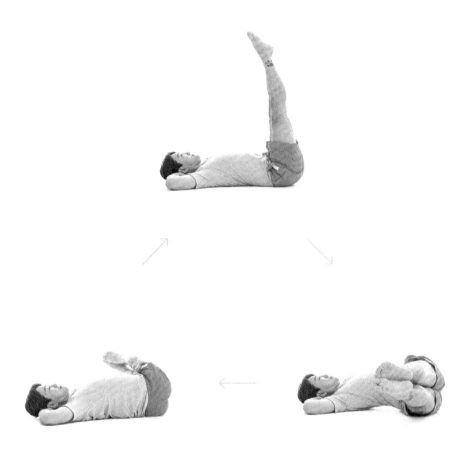

Exercise

① 스파인 트위스트 I 연결 동작으로, 두 손은 머리 뒤에서 깍지를 낀다.
② 마시는 호흡에 바르게 정렬을 맞추고, 머리와 팔, 어깨, 그리고 등을 바닥에 고정시키며,
③ 내쉬는 호흡에 오른쪽으로 골반과 허리를 회전하여 두 다리를 보낸 후 다섯 번 호흡하며 자세를 유지한다. 마시는 호흡에 돌아오고,
④ 내쉬는 호흡에 왼쪽으로 회전하여 다섯 번 호흡하며 자세를 유지한다.

Effect

• 허리 유연성이 좋아지고 코어가 강화된다.
• 균형감이 좋아진다.

Tip

• 어깨는 뜨지 않게 하고, 힘을 빼서 긴장되지 않는다.
• 코어 힘으로 중심을 잡는다.
• 두 무릎을 붙여 높이를 맞춘다.

Halasana

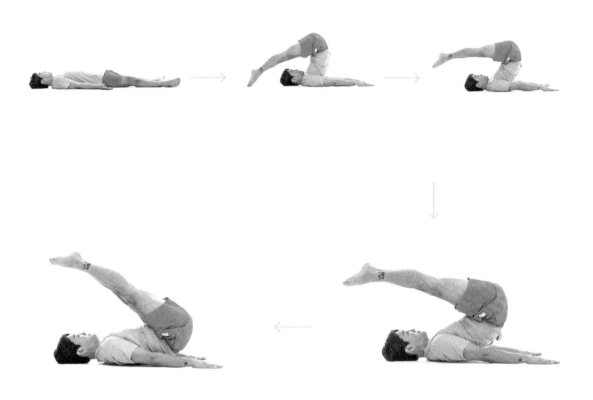

Exercise

① 바르게 누워 손을 골반 옆에 둔다. 마시는 호흡에 다리를 들어 머리 뒤로 넘긴다.

② 내쉬는 호흡에 허리를 곧게 펴고 팔도 강하게 뻗는다.

③ 손바닥으로 바닥을 누르며, 두 다리는 골반 높이로 든다.

④ 마시는 호흡에 척추를 완전히 펴고, 복부에 힘을 주며 열 번을 세는 동안 척추를 분절하여 바닥에 내려놓고 마지막에 엉덩이를 내린다.

Effect

• 목과 등, 척추 기립근이 유연해진다. 복부가 강화되며 집중력이 좋아진다.

Tip

• 초보자는 두 손으로 등을 받쳐 내려온다.

• 호흡이 막히거나 목 뒤가 눌리지 않도록 턱을 살짝 들어준다.

• 내려오는 동안 머리와 어깨가 들리지 않게 주의하며 어깨에 힘을 뺀다.

• 몸이 한 번에 떨어지지 않도록 코어 힘을 유지한다.

Surya Namaskara A Vinyasa

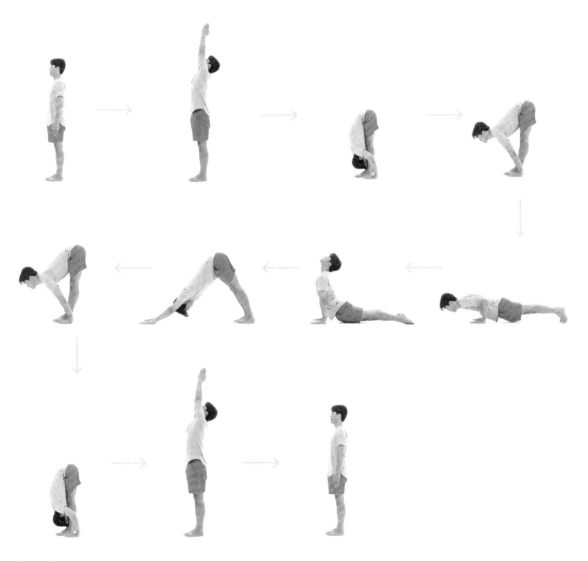

Exercise

① 타다아사나로 바르게 선다.

② 마시는 호흡에 양 손을 머리 위로 올려 우르드바 하스타아사나를 하며 시선은 엄지손을 바라본다.

③ 내쉬는 호흡에 상체를 깊게 숙여 이마를 정강이에 대며 우타나아사나를 한다.

④ 마시는 호흡에 아르다 우타나아사나를 하며 상체를 쭉 편다.

⑤ 내쉬는 호흡에 차투랑가 단다아사나를 한다.

⑥ 마시는 호흡에 우르드바 무카 스바나아사나를 한다.

⑦ 내쉬는 호흡에 아도 무카 스바나아사나를 한다.

⑧ 마시는 호흡에 아르다 우타나아사나를 하며,

⑨ 내쉬는 호흡에 우타나아사나를 한다.

⑩ 마시는 호흡에 우르드바 하스타아사나를 한다.

⑪ 타다아사나로 돌아온다.

Urdhva Mukha Vrksasana

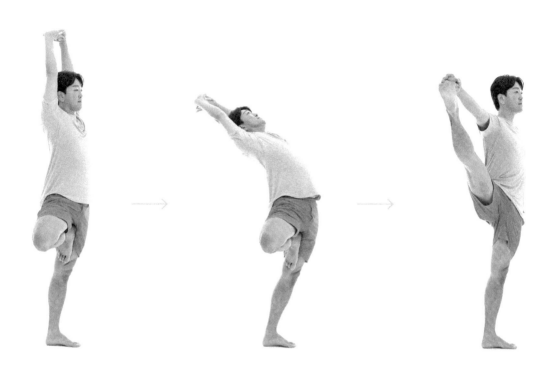

Exercise

① 타다아사나로 선다.
② 오른 무릎을 구부려 발가락이 아래로 향하게 하여 왼쪽 허벅지 안에 깊숙이 놓는다.
③ 마시는 호흡에 양 손은 깍지를 껴서 머리 위로 뻗고, 가슴을 위로 들어 올린다. 내쉬는 호흡에 상체를 뒤로 넘기고 시선은 엄지손가락을 바라본다.
④ 가슴은 위로 들어주고 골반을 앞으로 밀어 내며, 오른 발바닥으로 왼 허벅지를 밀면서 균형을 잡는다.
⑤ 다섯 번 호흡하며 자세를 유지한다.
⑥ 옵션동작으로 가능하면 오른발을 손으로 잡아 다리를 옆으로 벌려준다.
⑦ 다섯 번 호흡하며 자세를 유지하고 내쉬는 호흡에 팔과 다리를 풀어준다.
⑧ 반대쪽도 같은 방법으로 반복한다.

Effect

• 균형감이 좋아지고 하체가 강화된다.
• 집중력이 좋아지고 등에 힘이 생겨 강해진다.

Tip

• 허리가 과하게 꺾이지 않도록 하고, 가슴은 위를 향해 들어 올리며 왼 발바닥으로 바닥을 강하게 밀어내며 몸이 흔들리지 않도록 집중한다.
• 균형 잡기가 힘들면 시선은 아래를 향한다.
• 초보자는 오른 발바닥을 무릎 높이에 댄다.

Nantum Natarajasana

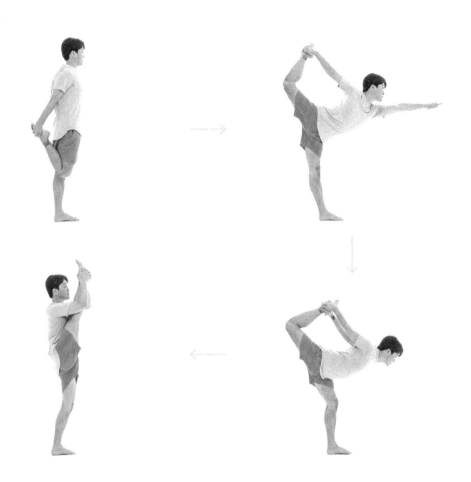

Exercise

① 타다아사나로 선다.

② 마시는 호흡에 오른 무릎을 접어 발등을 잡고, 내쉬는 호흡에 상체를 숙여 오른 뒤꿈치를 엉덩이에 붙인다.

③ 오른 무릎을 뒤로 들어 올려 허벅지를 늘린다.

④ 오른쪽 허벅지 앞면이 바닥과 평행이 되도록 한다.

⑤ 균형을 잡는 동안 몸 전체를 바닥과 평행되게 유지한다.

⑥ 척추를 앞으로 길게 뻗고 가슴과 허리를 편다.

⑦ 오른발로 손을 밀어 오른 무릎이 위를 향하도록 올린다. 다섯 번 호흡하며 자세를 유지한다.

⑧ 옵션동작으로 가능하면 두 손으로 발을 잡아 위로 올린다. 다섯 번 호흡하며 자세를 유지한다.

⑨ 오른발을 앞으로 가져와서 두 손으로 깍지를 껴서 잡고 가슴 가까이 다리를 들어 올려준다. 다섯 번 호흡하며 자세를 유지한다.

⑩ 반대쪽도 같은 방법으로 반복한다.

Effect

• 조화와 균형, 평형감각을 길러주고 힘을 느끼게 한다.

• 바닥으로 뻗고 있는 왼 다리를 강하게 하며 힘과 민첩성을 길러준다.

• 척추와 오른 허벅지를 유연하게 해주며 햄스트링에 힘이 생긴다.

Tip

• 머리나 상체가 아래로 기울지 않도록 한다.

• 오른 무릎이 아래로 향하지 않도록 한다.

• 왼 발바닥으로 바닥을 강하게 밀어 낸다.

• 허벅지가 유연하지 않아 뒤꿈치를 당기기 힘들면 수건이나 스트랩을 발등에 걸어준다. 두 손으로 잡기 힘든 경우 오른손으로 오른발을 잡고 왼손을 앞으로 뻗어 균형을 잡아 상체를 숙인다.

Surya Namaskara B Vinyas

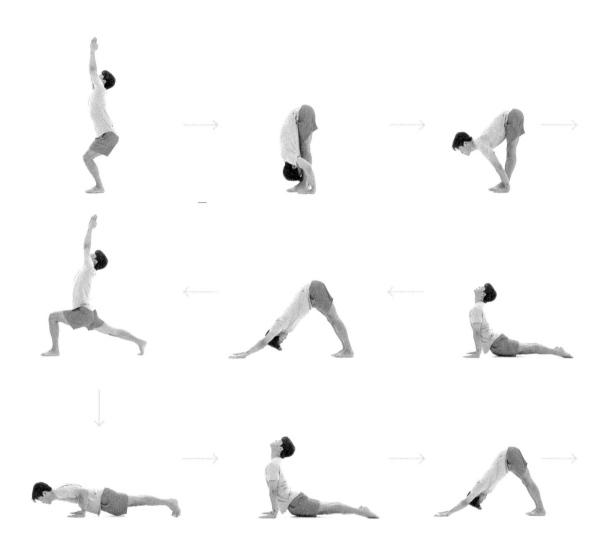

Exercise

① 마시는 호흡에 손을 머리 위에서 합장하고 무릎을 굽혀 웃카타아사나를 한다.

② 내쉬는 호흡에 우타나아사나를 하고,

③ 마시는 호흡에 아르다 우타나아사나를 하며 상체를 편다.

④ 내쉬는 호흡에 차투랑가 단다아사나를 한다.

⑤ 마시는 호흡에 우르드바 무카 스바나아사나를 하고

⑥ 내쉬는 호흡에 아도 무카 스바나아사나를 한다.

⑦ 마시는 호흡에 오른발을 두 손 사이에 놓으며 비라바드라아사나 I을 한다.

⑧ 내쉬는 호흡에 차투랑가 단다아사나를 하고

⑨ 마시는 호흡에 우르드바 무카 스바나아사나를 한다.

⑩ 내쉬는 호흡에 아도 무카 스바나아사나를 한다.

⑪ 마시는 호흡에 왼발을 두 손 사이에 놓으며 비라바드라아사나 I을 한다.

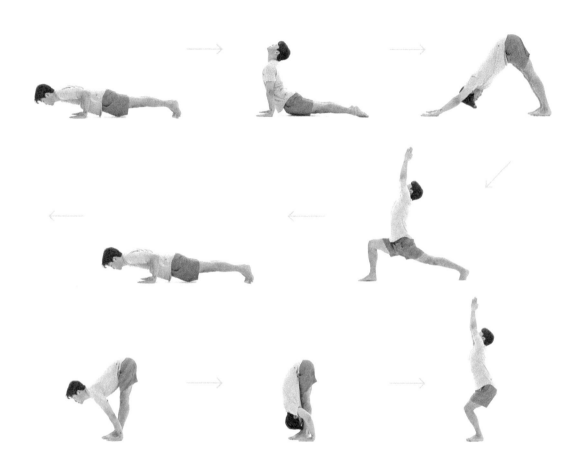

⑫ 내쉬는 **호흡**에 차투랑가 단다아사나를 하고

⑬ 마시는 **호흡**에 우르드바 무카 스바나아사나를 한다.

⑭ 내쉬는 **호흡**에 아도 무카 스바나아사나를 한다.

⑮ 마시는 **호흡**에 아르다 우타나아사나를 하며 상체를 편다.

⑯ 내쉬는 **호흡**에 우타나아사나를 하고,

⑰ 마시는 **호흡**에 웃카타아사나를 한다.

Virabhadrasana I

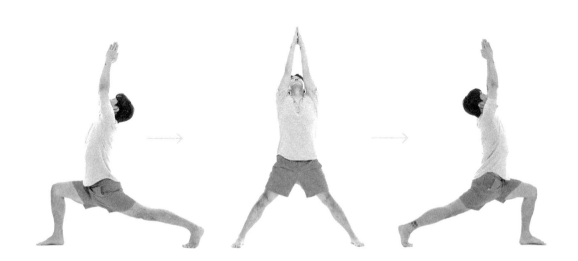

Exercise

① 아도 무카 스바나아사나에서 오른발을 손 사이로 가져와 마시는 호흡에 상체를 세운다. 두 손을 머리 위로 쭉 뻗고 시선은 엄지손가락을 바라본다.
② 내쉬는 호흡에 오른쪽 무릎을 직각으로 세우고 왼발 뒤꿈치를 든다. 이때 골반은 내린다.
③ 10번 호흡을 하면서 천천히 왼쪽으로 180° 돌아 뒤를 향한다. 비라바드라아사나 I 자세를 완벽하게 만들어 유지한다.
④ 시선은 끝까지 엄지손가락을 본다.
⑤ 5번 호흡을 하고, 10번 호흡하면서 오른쪽으로 천천히 180° 돌아 원래 방향으로 돌아온다.
⑥ 반대쪽도 같은 방법으로 반복한다.

Effect

• 하체가 강화되고, 집중력과 균형감이 좋아진다.

Tip

• 시선은 엄지손가락을 본다.
• 180° 도는 동안 무릎이 완전히 펴지지 않도록 한다.
• 발의 위치가 변하지 않도록 한다.
• 어깨에 힘을 뺀다.
• 몸이 흔들리지 않도록 중심을 잡는다.
• 초보자는 시선을 정면으로 향한다.

Virabhadrasana III

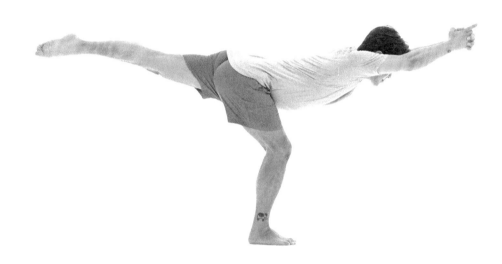

Exercise

① 비라바드라아사나 I 연결 동작으로 내쉬는 호흡에 상체를 앞으로 숙이며 왼 다리를 든다.

② 상체와 왼 다리는 바닥과 평행하고 두 팔을 귀 옆으로 뻗어 어깨와 등힘으로 유지한다.

③ 왼 다리는 엉덩이와 햄스트링에 힘을 주어 수평을 유지한다.

④ 다섯 번 호흡하며 자세를 유지한다.

Effect

• 하체가 강해지고 등과 어깨에 탄성이 생긴다.

• 균형감이 좋아진다.

Tip

• 머리나 상체, 왼쪽 다리가 아래로 기울어지지 않도록 한다.

• 두 팔이 귀 보다 아래로 내려가지 않도록 한다.

• 오른 발바닥으로 바닥을 강하게 밀어 낸다.

• 초보자는 두 팔을 옆으로 벌리거나 또는 바닥을 짚거나 골반을 잡는다.

• 균형을 잡으려면 오른 허벅지와 복부에 힘을 준다.

Eka Pada Salamba Navasana

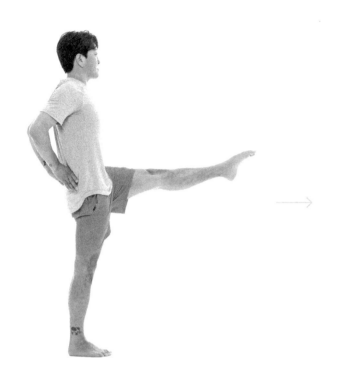
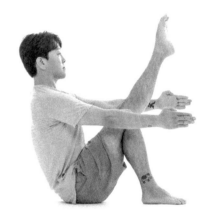

Exercise

① 비라바드라아사나 III 연결 동작으로 마시는 호흡에 상체를 세우고 왼 다리를 앞으로 뻗는다.

② 두 팔은 어깨에서 높이 앞으로 뻗고, 내쉬는 호흡에 오른 무릎을 접으며 앉는다.

③ 엉덩이를 바닥에 대고 왼발 끝을 앞으로 뻗는다.

④ 두 무릎은 같은 높이에 있다.

⑤ 마시는 호흡에 가슴을 열고 내쉬는 호흡에 복부에 힘을 준다.

⑥ 다섯 번 호흡하며 자세를 유지한다.

Effect

• 복부와 허벅지에 힘이 생기며 균형감이 좋아진다.

Tip

• 두 무릎은 높이가 같도록 한다.

• 척추가 구부러지지 않도록 아래 허리를 편다.

• 상체가 뒤로 기울어지지 않도록 유의한다.

• 허벅지를 조인다.

• 초보자는 왼쪽 무릎을 구부리거나 손으로 다리나 발을 잡는다.

Vinyasa

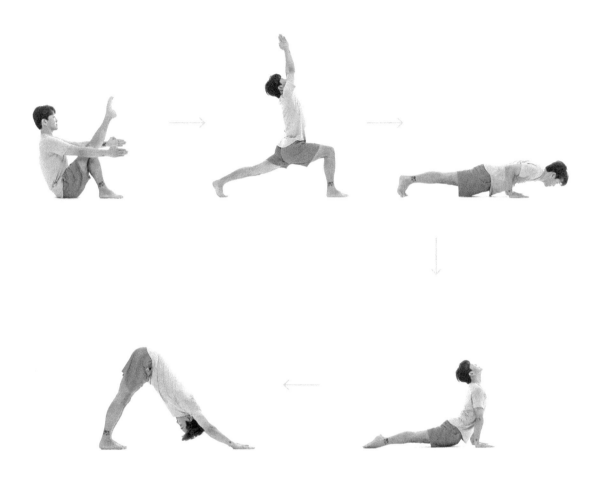

Exercise

① 에카 파다 살람바 나바아사나 연결 동작으로 손을 뻗은 상태에서 엉덩이를 든다. 두 손은 바닥을 짚고 왼 다리는 무릎을 편 상태로 뒤로 보낸다.

② 마시는 호흡에 비라바드라아사나 I을 한다.

③ 내쉬는 호흡에 차투랑가 단다아사나로 내려가고, 마시는 호흡에 우르드바 무카 스바나아사나, 내쉬는 호흡에 아도 무카 스바나아사나로 연결한다.

④ 반대쪽도 같은 방법으로 반복한다.

Effect

• 허벅지가 강화되고 하체가 튼튼해진다.

• 등과 어깨에 탄성이 생긴다.

• 균형감이 좋아진다.

Tip

• 다리를 뒤로 보낼 때 다리를 펴서 보낸다.

Ardha Stiti Vayu Muktyuttonasa Namaska

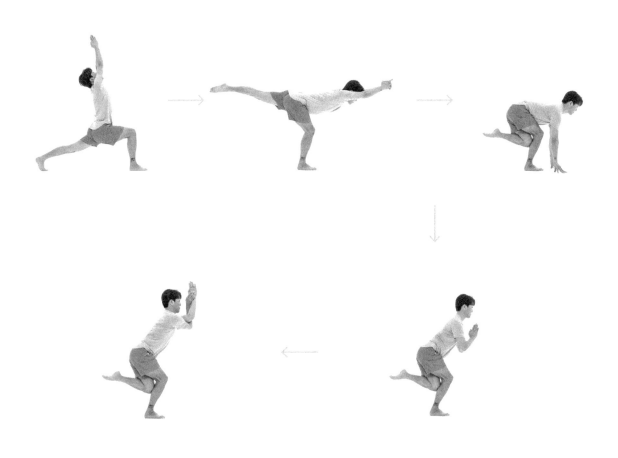

Exercise

① 아도 무카 스바나아사나에서 오른 다리를 손 사이로 가져와 마시는 호흡에 비라바드라아사나 I를 한다.

② 내쉬는 호흡에 상체를 앞으로 숙이며 왼 다리를 골반 높이까지 들어 비라바드라아사나 III를 한다.

③ 두 손으로 바닥을 짚고 왼 무릎을 오른 무릎 뒤(오금)에 붙인다. 자세를 낮추며 두 손은 가슴 앞에서 합장한다.

④ 다섯 번 호흡하며 자세를 유지한다.

⑤ 가능하면, 왼팔을 오른팔 위로 올려 고무카아사나를 한다.

⑥ 다섯 번 호흡하며 자세를 유지한 후, 자세를 풀고 반대쪽도 반복한다.

Effect

• 하체 부종이 예방되며 근력과 균형감이 좋아진다.

• 지구력이 생기며 혈액순환에 좋다.

Tip

• 엉덩이를 높이 들지 않는다.

• 상체를 세워 허리를 편다.

• 오른발로 바닥을 강하게 밀어 낸다.

• 허벅지와 엉덩이의 힘으로 자세를 유지한다.

• 균형 잡기가 어려우면 두 손을 바닥에 댄다.

• 왼 발끝은 뒤로 뻗는다.

Ardha Matsyendrasana

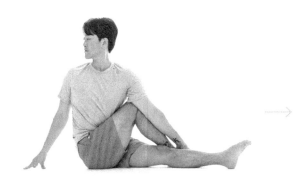 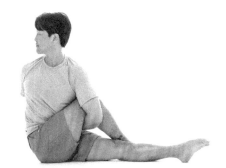

Exercise

① 아르다 스티티 바유 묵티우타나아사나 연결 동작으로 왼발을 오른쪽으로 보내고 왼 골반과 발을 바닥으로 내린다.

② 마시는 호흡에 왼쪽 어깨를 오른쪽 무릎 밖으로 넘겨 왼손으로 왼 정강이를 잡는다.

③ 내쉬는 호흡에 오른 손은 골반 뒤 바닥을 짚고, 손을 세워 손끝으로 바닥을 밀며 척추를 길게 펴며 상체를 회전한다.

④ 몸을 오른쪽으로 회전하며 왼쪽 팔꿈치를 굽혀 왼팔을 오른 무릎 아래 넣는다.

⑤ 오른팔을 허리 뒤로 감아주며 왼손으로 오른 손목을 잡는다.

⑥ 마시는 호흡에 척추를 곧게 펴고, 내쉬는 호흡에 오른 팔꿈치를 펴며 몸을 깊게 회전한다.

Effect

• 척추와 옆구리가 유연해진다.

Tip

• 상체가 뒤로 기울지 않도록 바르게 선다.

• 어깨가 깊게 들어가지 않으면 왼 팔꿈치로 오른 무릎을 밀어주며 회전한다.

• 허리가 펴지지 않으면 오른발을 왼발 가까이로 가며 오른 무릎을 낮추어 준다.

• 오른 어깨가 뒤쪽을 향하도록 회전한다.

Vinyasa

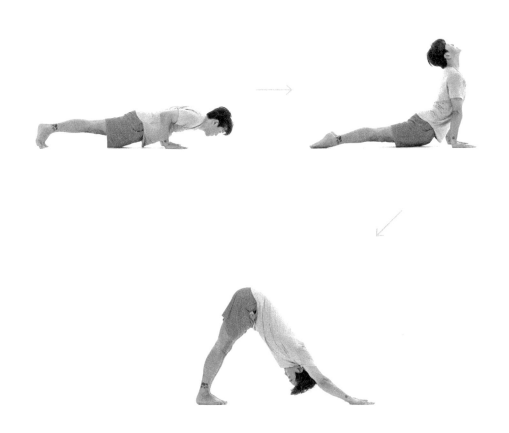

Exercise

① 마시는 호흡에 두 손은 바닥을 짚고 두 발을 뒤로 보낸다.
② 내쉬는 호흡에 차투랑가 단다아사나로 내려간다.
③ 마시는 호흡에 우르드바 무카 스바나아사나
④ 내쉬는 호흡에 아도 무카 스바나아사나로 연결한다.

Effect

• 빈야사는 전신 스트레칭과 강화에 좋다.

Tip

• 왼발을 먼저 들고 엉덩이를 든 후, 엉덩이와 다리를 낮춘 상태에서 왼발을 뒤로 보내 차투랑가 단다아사나로 연결시킨다.

Pada Ardha Gomukasana in Parivrtta Ardha Uttanasana

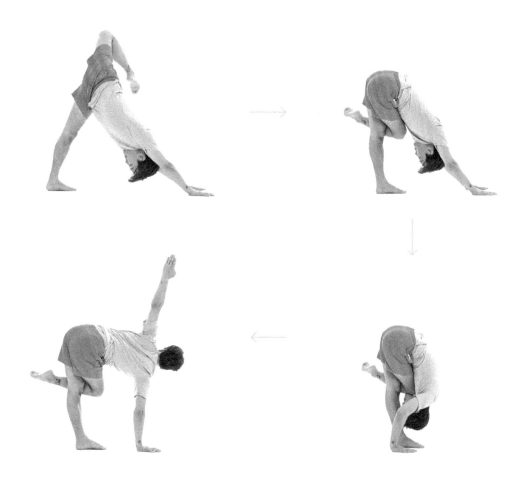

Exercise

① 아도 무카 스바나아사나에서 오른 다리를 뒤로 뻗고 골반은 닫는다. 오른 무릎을 접으며 골반을 열고, 손으로 바닥을 강하게 밀어내며 뒤꿈치가 엉덩이에 닿게 한다.

② 내쉬는 호흡에 오른 다리를 당겨와 왼 허벅지 위를 감싸서 오른 허벅지로 왼 허벅지를 뒤로 민다.

③ 손은 왼발 가까이 걸어가 바닥을 짚고 상체를 깊게 숙인다.

④ 상체를 세워 허리를 펴고 왼발 앞에 오른 손을 놓고 바닥을 밀면서 가슴을 연다.

⑤ 마시는 호흡에 왼손을 위로 뻗고, 내쉬는 호흡에 상체를 길게 뻗어 준다.

⑥ 다섯 번 호흡하며 자세를 유지한다.

Effect

• 하체가 강해지고 균형감이 좋아진다.

• 척추가 유연해지며 고관절이 건강해진다.

Tip

• 오른 손으로 바닥을 밀며 왼손은 팔꿈치를 펴서 위로 뻗는다.

• 상체를 길게 편다.

• 오른 허벅지로 왼 다리를 강하게 밀며 조인다.

• 척추를 길게 뻗으며 상체를 회전한다.

• 균형을 잡거나 허벅지를 밀어 내기 힘든 경우 두 손으로 바닥을 짚는다.

Ardha Kapotanasana

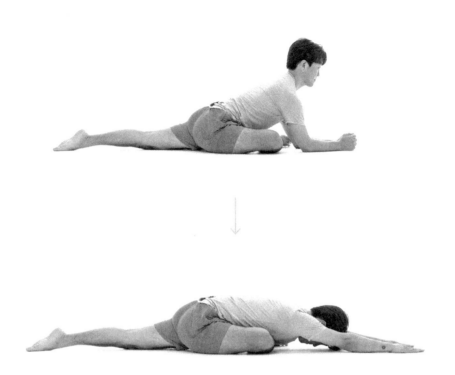

Exercise

① 파다 아르다 고무카사나아사나 인 파리브르타 아르다 우타나아사나 연결 동작으로 두 손은 바닥을 짚고 손 걸음으로 앞으로 간다. 오른 다리는 접은 상태로 바닥 위에 내려놓고 왼 다리는 뒤로 뻗는다.

② 마시는 호흡에 팔꿈치를 접어 바닥에 내려놓고 가슴을 들어 상체를 세운다.

③ 내쉬는 호흡에 발끝을 뒤로 뻗으며 자세를 유지한다.

④ 다섯 번 호흡하며 자세를 유지한다.

⑤ 아도 무카 스바나아사나를 한 후 반대쪽도 같은 방법으로 반복한다.

Effect

• 척추와 고관절이 유연하고 건강해진다.

Tip

• 오른쪽 정강이를 수평으로 놓고, 왼쪽 골반이 열리지 않도록 한다.

• 왼 다리를 뒤로 쭉 뻗는다.

• 오른 정강이가 수평이 되기 힘들면, 오른발을 살짝 안으로 넣는다.

• 팔꿈치로 바닥을 계속 밀며 상체를 길게 세운다.

• 어깨가 올라가지 않게 힘을 뺀다.

Bakasana (변형)

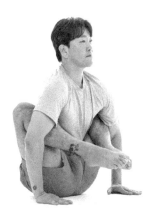 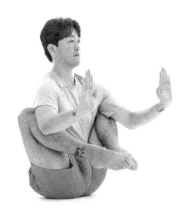

Exercise

① 무릎을 굽히고 발을 모아서 앉는다.
② 두 손은 바닥을 짚고, 허벅지와 무릎은 벌리며 겨드랑이를 무릎 아래에 걸어준다.
③ 마시는 호흡에 등과 허리를 완전히 편다.
④ 내쉬는 호흡에 엉덩이를 바닥에 대고 좌골(엉덩이)로 중심을 잡는다.
⑤ 두 손을 들어 손을 펴고 손바닥이 앞을 향한다.
⑥ 복부에 힘을 주고 팔로 정강이를 몸 쪽으로 당긴다.
⑦ 다섯 번 호흡하며 자세를 유지한다.

Effect

• 골반이 유연해지고, 고관절이 편해지며 균형감이 좋아진다.

Tip

• 상체를 세워 등을 편다.
• 몸에서 떨어지지 않게 겨드랑이로 정강이를 조인다.
• 초보자는 손을 엉덩이 근처 바닥을 짚어서 팔로 종아리를 몸 쪽으로 당겨준다.
• 어깨에 힘을 뺀다.

Bakasana

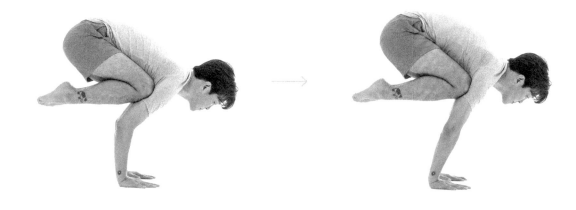

Exercise

① 두 손은 어깨 너비로 벌려 바닥을 짚는다. 발을 모아 엉덩이를 들고 앉는다.
② 마시는 호흡에 무릎을 벌리고 몸을 앞으로 기울여 무게 중심을 이동한다.
③ 내쉬는 호흡에 무릎이 겨드랑이 바깥쪽을 감싼다.
④ 팔꿈치를 구부려 뒤꿈치를 들며 발을 바닥에서 뗀다
⑤ 몸을 앞으로 더 숙여, 뒤꿈치를 엉덩이 쪽으로 당겨준다.
⑥ 척추를 둥글게 만들고 손으로 바닥을 밀어내며 복부의 힘으로 자세를 유지한다.

Effect

• 팔과 어깨 그리고 복부를 강화시킨다.

Tip

• 머리를 아래로 떨어뜨리지 않는다.
• 엉덩이가 아래로 내려가지 않는다.
• 등과 허리가 펴지지 않도록 둥글게 만든다.
• 무게 중심을 앞으로 이동시켜서 균형을 잡는다.
• 두 다리와 엉덩이를 더 올리려면 복부의 힘이 중요하다.
• 손으로 바닥을 강하게 밀어낸다.

Koormamunyasana

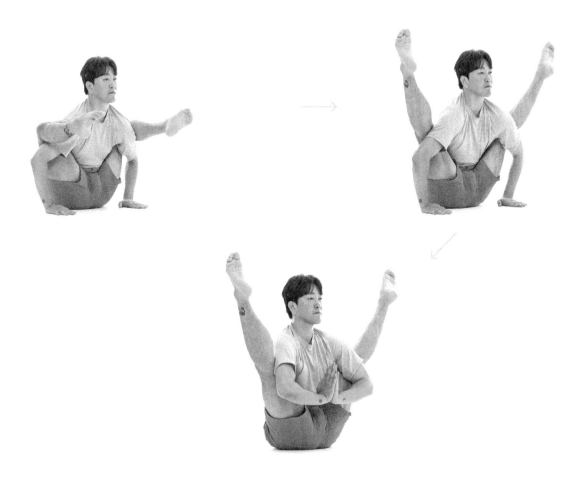

Exercise

① 바카아사나 연결 동작으로, 두 손은 바닥을 짚고 두 다리를 어깨에 건다.

② 마시는 호흡에 상체를 세워 등과 허리를 편다.

③ 내쉬는 호흡에 한 다리씩 펴서, 두 다리는 어깨를 조이며 위를 향해 뻗어준다.

④ 균형이 잡히면, 팔꿈치를 접어 손바닥이 앞을 향하게 펴고, 복부에 힘을 주며 팔로 허벅지와 다리를 눌러 몸 쪽으로 당긴다.

⑤ 다섯 번 호흡하며 자세를 유지한다.

⑥ 호흡한 후, 두 손은 가슴 앞에서 합장하고 가슴에서 살짝 뗀다.

⑦ 다섯 번 호흡하며 자세를 유지한다.

Effect

• 골반이 유연해지고 고관절이 편해지며 균형감이 좋아진다.

• 어깨와 손목, 복부, 내전근 그리고 허벅지를 강화한다.

Tip

• 상체를 세워 등과 허리를 편다.

• 두 무릎은 완전히 편다.

• 초보자는 두 다리를 스트랩으로 묶어 다리가 벌어지지 않게 한다. 다리가 어깨에 걸리지 않으면, 한 다리씩 어깨를 거는 연습을 먼저 한다.

• 균형을 잡기가 힘들면, 두 손으로 엉덩이 근처 바닥을 짚고 팔 전체로 다리를 몸 쪽으로 당긴다.

• 다리가 벌어지지 않게 몸 쪽으로 조인다.

Tittibhasana

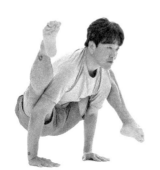 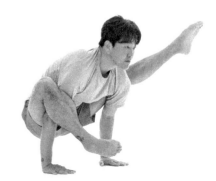

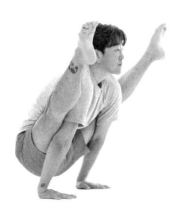

Exercise

① 쿠르마무니아아사나 연결 동작으로, 합장했던 손은 풀어 바닥을 짚고 두 다리로 어깨를 조인다.
② 마시는 호흡에 척추를 길게 편다.
③ 내쉬는 호흡에 손으로 바닥을 밀며 엉덩이를 들어 몸을 들어 올린다.
④ 복부에 힘을 주며 가슴은 앞으로 열고 시선은 정면을 보며 엉덩이는 아래를 향하게 한다.
⑤ 열 번 호흡하며 자세를 유지한다.
⑥ 동작이 어려우면, 한쪽 다리를 차례로 뻗는다.

Effect

• 아래 허리와 골반이 유연해지고 고관절이 부드러워진다.
• 균형감이 좋아지고 허벅지와 손목, 팔, 복부 그리고 내전근이 강화된다.

Tip

• 무릎이 펴지지 않으면 구부리고 한다.
• 두 다리가 어깨에 걸리지 않으면, 한 다리씩 어깨에 거는 연습을 먼저 한다.
• 손으로 바닥을 강하게 민다.
• 팔과 어깨 그리고 복부의 힘이 많이 필요하다.
• 다리가 벌어지지 않도록 내전근에 힘을 준다.
• 척추를 늘린다.
• 손목이 아프거나 엉덩이를 바닥에서 들어올리기 힘들면, 엉덩이는 바닥에 댄다.

Mayurasana (변형)

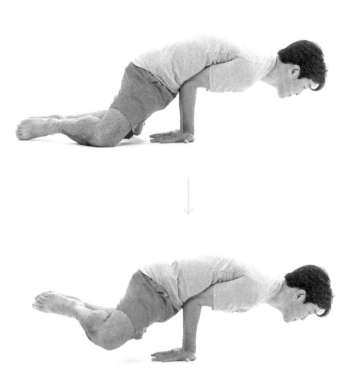

Exercise

① 테이블자세에서 무릎을 양 옆으로 벌린다.
② 마시는 호흡에 손을 모아 손끝을 무릎 방향으로 놓고, 팔꿈치를 구부려 서로 붙인다.
③ 가슴을 윗 팔에 대고 팔꿈치를 배꼽가까이 놓는다.
④ 내쉬는 호흡에 상체를 앞으로 이동하며 두 다리는 구부린 채로 자연스럽게 들리게 한다.
⑤ 열 번 호흡하며 자세를 유지한다.

Effect

• 복부와 팔, 손목, 팔꿈치를 강화한다.
• 균형감이 좋아진다.
• 손목 유연성이 좋아진다.
• 내장기관이 마사지 되어 소화력이 좋아지고 복부기관의 기능이 활성화된다.

Tip

• 무게가 너무 앞으로 쏠리면 손목을 다칠 수 있다.
• 손목을 적당히 풀고 시작한다.
• 머리가 아래로 떨어지지 않도록 한다.
• 어깨가 아래로 기울어지지 않도록 한다.
• 배꼽이 무게 중심이 된다.
• 초보자는 블록 위에 손바닥을 놓고 감싸서 손목에 무리가 가지 않도록 한다.
• 초보자는 두 어깨 아래 블록을 놓고 다리를 든다. 상체와 하체의 균형을 잡도록 한다.

Mayurasana

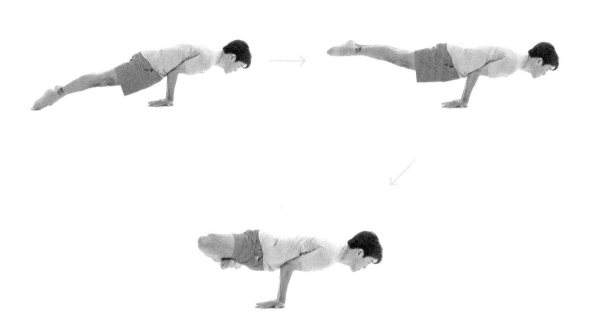

Exercise

① 마유라아사나 변형에서 시작한나.

② 두 다리를 펴서 뒤로 뻗는다.

③ 내쉬는 호흡에 상체를 앞으로 이동하여 팔과 손목에 무게 중심이 오게 한다.

④ 무게 중심을 앞으로 이동하면 자연스럽게 두 다리가 바닥에서 뜬다.

⑤ 발가락에 힘을 주어 뒤로 뻗는다.

⑥ 열 번 호흡하며 자세를 유지한다.

⑦ 가능하면, 다리를 파드마아사나로 한다.

⑧ 다섯 번 호흡하며 자세를 유지한다.

Effect

• 복부와 팔, 손복과 팔꿈치가 강화된다. 균형감이 좋아지고 손목이 유연해진다. 내장기관이 마사지 되어 소화력이 향상되고 복부기관이 활성화된다.

Tip

• 마유라아사나 변형과 거의 동일하지만, 다리가 펴져 있어 무게 중심을 잡기가 힘들기 때문에 복부 힘이 더 필요하다.

• 무게가 너무 앞으로 쏠리면 손목을 다칠 수 있다.

• 손목을 적당히 풀고 시작한다.

• 머리가 아래로 떨어지지 않도록 한다.

• 어깨가 아래로 기울어지지 않도록 한다.

• 배꼽이 무게 중심이 된다.

• 초보자는 블록 위에 손바닥을 놓고 감싸서 손목에 무리가 가지 않도록 한다.

• 초보자는 두 어깨 아래 블록을 놓고 다리를 든다. 상체와 하체의 균형을 잡도록 한다.

Danurasana

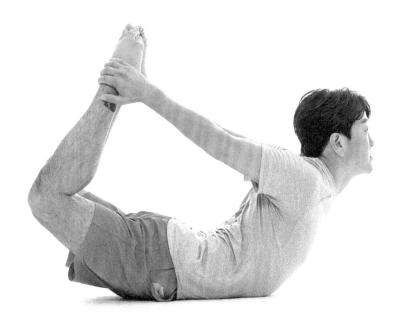

Exercise

① 배를 바닥에 대고 엎드린다.

② 마시는 호흡에 무릎을 접어 손으로 발등이나 발목을 잡는다. 이때 팔꿈치는 완전히 뻗고 이마를 바닥에 댄다.

③ 내쉬는 호흡에 엄지발가락이나 뒤꿈치를 붙이며 배꼽이 중심이 되도록 위로 뻗는다.

④ 열 번 호흡하며 자세를 유지한다.

⑤ 호흡하는 동안 계속 위로 뻗어 올린다.

Effect

• 등이 강화되고 어깨가 풀리며 지구력이 생긴다.

• 허리에 탄력이 생겨 강화된다.

• 디스크 개선에 좋다.

Tip

• 무릎이 많이 벌어지지 않는다.

• 어깨가 경직되지 않도록 한다.

• 무게 중심이 앞이나 뒤로 이동하지 않도록 한다.

• 초보자는 스트랩이나 수건을 발에 건다.

Parivrtta Danurasana

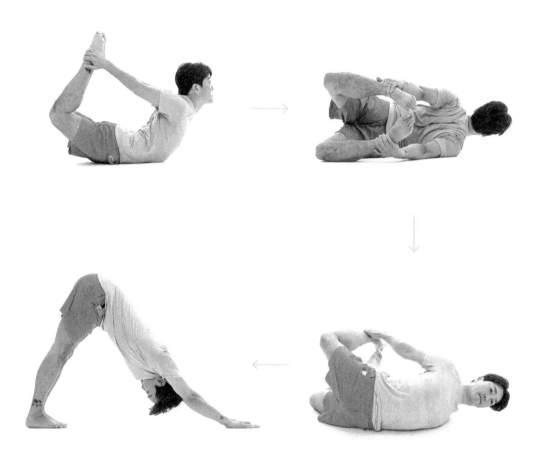

Exercise

① 다누라아사나 연결 동작으로, 마시는 호흡에 오른쪽으로 돌아 측면
으로 눕는다.
② 내쉬는 호흡에 시선은 정면을 보며 발끝을 오른쪽으로 뻗는다.
③ 오른쪽 바닥에 어깨나 다리를 완전히 기대지 않는다.
④ 다섯 번 호흡하며 자세를 유지한다.
⑤ 마시는 호흡에 중앙으로 돌아오고 내쉬는 호흡에 발을 위로 뻗는다
⑥ 같은 방법으로 반대쪽을 반복한다.

Effect

• 등이 강화되고 어깨가 풀리며 지구력이 생긴다.
• 허리에 탄력이 생겨 강화된다.
• 디스크 개선에 좋다.

Tip

• 머리가 바닥에 닿지 않게 한다.
• 무릎이 많이 벌어지지 않는다.
• 옆으로 누울 때 발이 바닥에 닿지 않도록 한다.
• 무게 중심이 앞이나 뒤로 이동하지 않도록 한다.
• 초보자는 스트랩이나 수건을 발에 건다.

Paschimotanasana

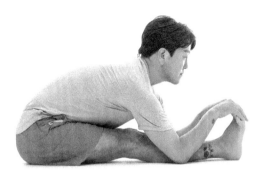

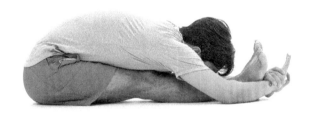

Exercise

① 단다아사나로 앉는다.

② 마시는 호흡에 가슴을 들어 상체를 신장시키고 한 손으로 다른 손목을 잡고 허리를 편다

③ 내쉬는 호흡에 팔꿈치를 구부려 상체를 깊이 숙이고, 가슴을 무릎에 닿게 한다.

④ 팔꿈치를 바닥에 대고 엉덩이를 뒤로 뺀다. 뒤꿈치는 앞으로 밀고 목과 상체를 쭉 뻗는다.

⑤ 다섯 번 호흡하며 자세를 유지한다.

⑥ 호흡하는 동안 몸 뒷면을 늘린다.

Effect

• 척추를 곧게 펴주고 햄스트링과 아킬레스건, 종아리를 펴준다.

Tip

• 등과 무릎을 최대한 편다.

• 가슴과 복부가 수축되지 않는다.

• 등과 허리가 굽게 되면 무릎을 살짝 구부려 상체를 펴고, 엉덩이와 햄스트링을 뒤로 늘리며 상체를 숙인다.

• 손목이나 발을 잡기 힘들면 수건이나 스트랩을 이용한다.

Urdhva Mukha Paschimotanasana

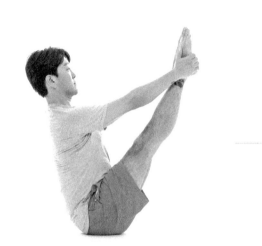 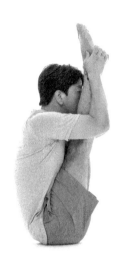

Exercise

① 단다아사나로 앉는다.
② 무릎을 구부리고 발을 엉덩이 가까이 가져 온다.
③ 마시는 호흡에 손으로 발 날을 잡고 상체는 세운다.
④ 내쉬는 호흡에 한 다리씩 위로 뻗는다.
⑤ 무릎을 쭉 펴서 다리를 상체 가까이 당긴다.
⑥ 엉덩이로 균형을 잡고 가능한 등과 허리를 바르게 편다.
⑦ 다리를 최대한 몸 쪽으로 당겨 가슴과 이마와 턱이 정강이에 닿게 한다.
⑧ 다섯 번 호흡하며 자세를 유지한다.

Effect

• 척추를 곧게 펴주고 다리를 신장시키며 다리 근육을 단련한다.
• 복부기관을 활성화한다.

Tip

• 등과 무릎은 최대한 편다.
• 가슴과 복부가 수축되지 않게 한다.
• 시선은 발끝을 향한다.
• 등과 허리가 굽게 되면 무릎을 살짝 구부려 상체를 편다.
• 발 날을 잡기 어려우면 수건이나 스트랩을 이용한다.
• 좌골로 중심을 잡는다.

Surya Yantrasana

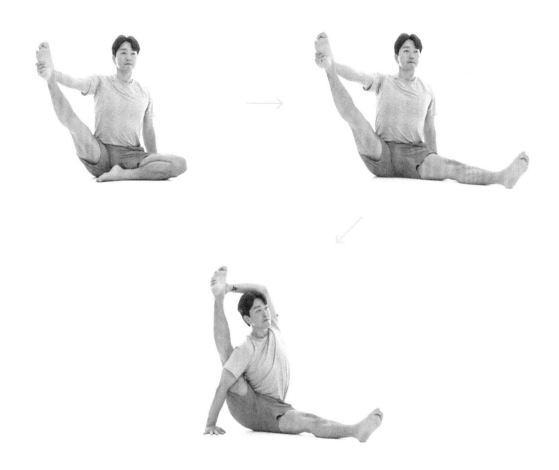

Exercise

① 단다아사나로 앉는다.

② 오른 무릎을 접어 오른쪽 어깨에 깊이 건다.

③ 오른손은 오른 엉덩이 옆 바닥을 짚고, 왼손은 오른 발등을 감싸 새끼 발 날을 잡는다.

④ 마시는 호흡에 오른손으로 바닥을 밀고 오른 어깨에서 등으로 깊게 다리를 밀며 상체를 세운다.

⑤ 내쉬는 호흡에 오른 무릎을 펴서 다리를 오른 어깨 쪽으로 끌어당긴다.

⑥ 다섯 번 호흡하며 자세를 유지한다.

⑦ 이 동작이 어려우면, 오른발과 오른손을 앞으로 쭉 뻗는다. 왼발은 접거나 앞으로 뻗어도 된다.

⑧ 다섯 번 호흡하며 자세를 유지한다.

⑨ 반대쪽도 같은 방법으로 반복한다.

Effect

• 고관절과 햄스트링이 유연해진다.

Tip

• 오른쪽 엉덩이는 바닥에서 뜨지 않는다.

• 등과 무릎, 팔꿈치는 편다.

• 시선은 정면을 향한다.

• 다리가 어깨에 걸리지 않으면, 먼저 오른 무릎을 접어서 발을 가슴 쪽으로 당기고, 허리를 세워 고관절을 열거나 다리를 어깨에 거는 연습을 한다.

Kurumasana

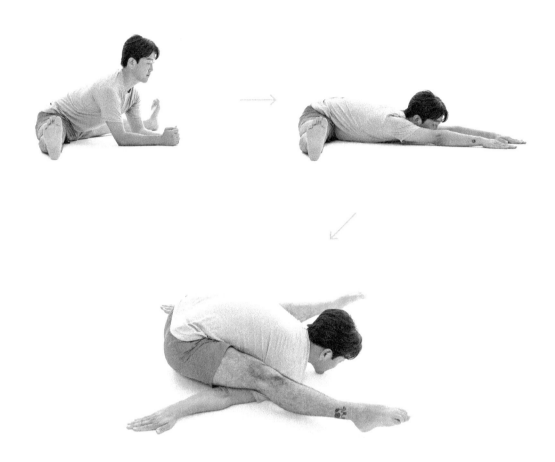

Exercise

① 단다아사나로 앉는다.
② 두 다리는 매트 너비로 벌린다.
③ 다리를 구부려 무릎 안으로 팔을 넣고 어깨까지 넣는다.
④ 엉덩이를 뒤로 보내며 서서히 무릎을 펴서 옆으로 다리를 뻗는다.
⑤ 어깨와 팔, 손바닥을 바닥에 댄다.
⑥ 마시는 호흡에 상체를 신장시키며 턱과 가슴을 바닥에 댄다.
⑦ 내쉬는 호흡에 다리로 어깨를 조이고 발끝을 뻗어 뒤꿈치를 든다.
⑧ 엉덩이는 뒤로 더 빼고, 손을 엉덩이 옆으로 뻗는다.

Effect

• 골반과 천골, 척추를 부드럽게 하고, 복부기관을 활성화 한다.
• 천장관절이 열려 고관절이 부드러워진다.

Tip

• 다리가 많이 벌어지지 않게 한다.
• 무릎을 편다.
• 등을 펴서 척추를 신장한다.
• 어깨는 바닥에서 뜨지 않는다.
• 팔을 무릎 안으로 넣거나 뻗기 힘들면, 다리를 옆으로 더 벌리거나 무릎을 구부린다.

Salamba Sarvangasana

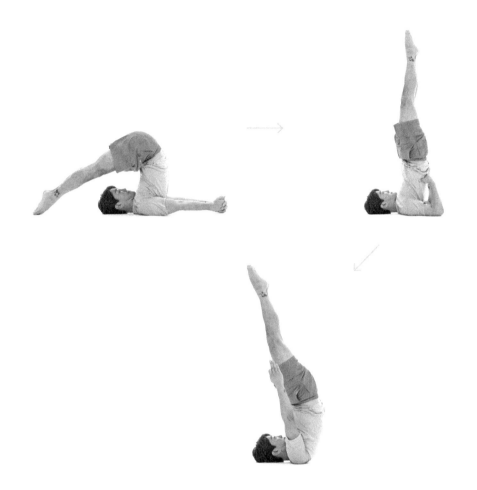

Exercise

① 바르게 누워서 시작한다.

② 두 다리를 머리 뒤로 넘긴 다음 양손은 넓게 펴서 등을 받친다.

③ 마시는 호흡에 한 다리씩 위로 뻗는다.

④ 내쉬는 호흡에 손바닥을 등에 대고 등을 밀어 올려 상체와 다리를 바닥과 수직이 되게 한다.

⑤ 가슴을 들어서 턱과 가깝게 하며 뒤통수와 목, 어깨, 상완 그리고 팔꿈치가 바닥에 닿는다.

⑥ 발가락 끝에 힘을 주어 위를 향하여 강하게 뻗는다.

⑦ 다섯 번 호흡하며 자세를 유지한다.

⑧ 양손은 위를 향해 뻗어 골반 옆에 두고, 머리와 어깨로 몸을 지지한다. 복부의 힘으로 유지한다.

⑨ 다섯 번 호흡하며 자세를 유지한다.

Effect

• 요가에서 만병통치약이라고 일컫는 자세이다.

• 척추 기립근과 목이 유연해진다.

• 혈액순환에 도움이 된다.

• 복부의 힘이 강해진다.

Tip

• 몸과 다리가 휘지 않도록 허벅지에 힘을 주고 수직으로 뻗는다.

• 팔꿈치는 어깨 너비를 유지한다.

• 어깨를 펴서 목에서 멀어지게 한다.

• 머리가 옆으로 돌아가지 않도록 유의한다.

• 엉덩이가 뒤로 가지 않도록 발끝에 힘을 주어 더 밀어 올린다.

• 다리를 올리기 힘들면, 발끝을 머리 위에 내리거나 허리를 펴서 골반 높이까지만 다리를 든다.

Halasana

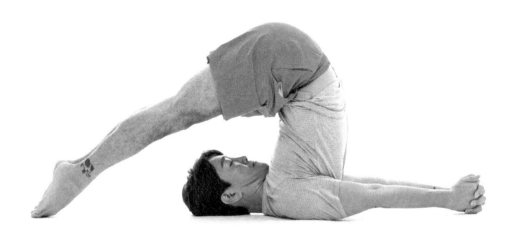

Exercise

① 살람바 사르방가아사나 연결 동작으로 마시는 호흡에 발을 머리 뒤로 넘겨 무릎을 쭉 편다.

② 내쉬는 호흡에 허리를 펴서 엉덩이를 위로 올려 상체와 바닥이 수직이 되게 한다.

③ 손은 깍지를 껴서 팔과 손목을 바닥에 대고 쭉 펴며 강하게 누른다.

④ 다섯 번 호흡하며 자세를 유지한다.

Effect

• 척추가 유연해진다.

• 어깨와 팔꿈치, 손목이 고루 발달되고 탄력이 생긴다.

Tip

• 턱을 너무 당겨 호흡이 막히지 않게 한다.

• 어깨에 힘이 들어가지 않게 한다.

• 손목이 뜨지 않도록 바닥을 누른다.

• 허리가 펴지지 않으면 무릎을 구부린다.

Halasana (변형)

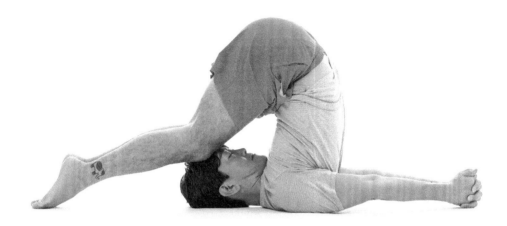

Exercise

① 할라아사나 연결 동작으로, 먼저 마시는 호흡에 무릎을 구부려 이마에 댄다.

② 무릎을 이마에 댈 때 발이 따라오지 않는다.

③ 다섯 번 호흡하며 자세를 유지한다.

Effect

• 상체와 심장, 다리를 쉬게 한다.

• 무릎이 굽혀있을 때 척추가 신장되어 허리선 주변의 혈액순환에 도움이 된다.

• 척추의 유연성이 향상된다.

Tip

• 턱을 너무 당기면 호흡이 힘들어진다.

• 깍지 낀 손목으로 바닥을 누른다.

• 다리와 무릎이 벌어지지 않게 한다.

• 발이 바닥에서 뜨지 않도록 한다.

• 목 디스크가 있는 경우 조심한다.

• 척추에 유연성이 부족하여 발이 들리거나 무릎이 많이 뜨면 손으로 등을 받친다.

Setu Bhanda Sarvangasana

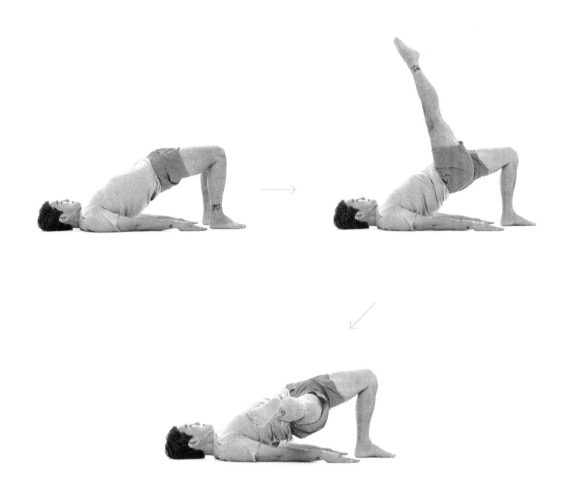

Exercise

① 할라아사나 변형에서 척추를 분절하며 내려와 등을 대고 눕는다.

② 마시는 호흡에 엉덩이를 들어 몸을 아치모양으로 만든다.

③ 내쉬는 호흡에 어깨와 발바닥, 뒤꿈치로 바닥을 밀며 지탱한다.

④ 손은 깍지를 풀어 바닥에 놓고, 손과 어깨, 팔, 손목으로 바닥을 밀며 가슴을 위로 든다.

⑤ 다섯 번 호흡하며 자세를 유지한다.

⑥ 오른발을 위로 뻗어 다섯 번 호흡하며 자세를 유지한 후,

⑦ 오른발을 옆으로 뻗어 다섯 번 호흡하며 자세를 유지한다.

⑧ 오른발을 바닥에 내리고 마시는 호흡에 골반을 위로 올린 후, 내쉬는 호흡에 바닥으로 내린다.

⑨ 반대쪽도 반복한다.

Effect

• 등과 엉덩이에 힘이 생기고 어깨를 풀어준다.

Tip

• 엉덩이가 등 보다 아래로 내려가지 않는다.

• 발바닥으로 바닥을 민다.

• 깍지 낀 손은 발쪽으로 뻗는다.

• 무릎이 벌어지지 않도록 한다.

• 등과 골반을 들기 힘들면, 손으로 골반을 받쳐서 밀어 올린다.

• 무릎이 벌어지지 않도록 발바닥 안쪽에 힘을 준다.

Matsyasana

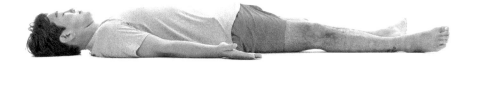

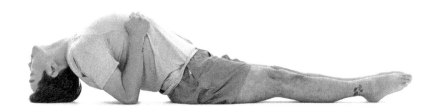

Exercise

① 등을 대고 바르게 눕는다.

② 마시는 호흡에 팔꿈치를 구부려 바닥에 대고 바닥을 밀면서 가슴을 들어 등을 활처럼 만든다.

③ 머리를 뒤로 젖혀 정수리를 바닥에 댄다.

④ 내쉬는 호흡에 양 손은 주먹을 쥐고 팔꿈치로 바닥을 강하게 밀어 가슴을 더 들어올린다.

⑤ 다리가 벌어지지 않게 하고 발끝을 밀어내며 허벅지 안쪽에 힘을 준다.

⑥ 다섯 번 호흡하며 자세를 유지한다.

Effect

• 갑상선에 좋다.

• 등에 힘이 생기고 가슴과 어깨가 펴진다.

• 척추가 유연해지고 목이 신장되며 폐가 펴진다.

Tip

• 정수리에 너무 체중이 실리지 않는다.

• 목이 불편하면, 뒤통수를 바닥에 놓고 팔꿈치로 바닥을 민다.

• 가슴을 계속 위로 든다. 아래 허리를 더 밀어 넣어 가슴을 더 높이 든다.

Urdhva Danurasana

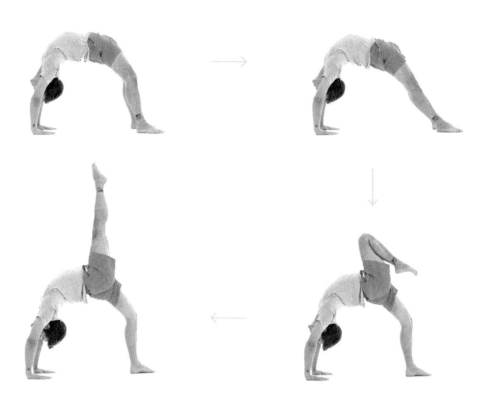

Exercise

① 등을 대고 바르게 눕는다.
② 무릎을 구부리며 두 발을 골반 너비로 벌린다.
③ 팔꿈치를 세워 두 손바닥을 어깨 아래에 짚어준다.
④ 이때 손끝이 어깨 쪽을 향한다.
⑤ 마시는 호흡에 엉덩이를 위로 든다.
⑥ 내쉬는 호흡에 정수리를 바닥에 놓는다.
⑦ 마시는 호흡에 손과 발 정렬을 맞춘다.
⑧ 내쉬는 호흡에 골반을 위로 밀어 올려 팔꿈치를 펴고 두 다리를 쭉 편다.
⑨ 손이 발쪽으로 더 들어간 후 얼굴이 아래를 향하며 겨드랑이와 가슴을 편다.
⑩ 골반을 열어 위를 향한다.
⑪ 열 번 호흡하며 자세를 유지한다.
⑫ 가능하면, 오른 다리를 접어 위로 올린다.
⑬ 오른 다리를 위로 쭉 뻗어준다.
⑭ 열 번 호흡하며 자세를 유지한 후, 다리를 바닥에 내린다.
⑮ 반대쪽 다리도 반복한다.

Effect

• 목과 척추가 유연해지고 가슴과 어깨가 열린다.
• 등이 강해지고 활력이 넘친다.
• 발과 손목, 허벅지를 강화한다.

Tip

• 무릎과 다리가 벌어지지 않게 하게 두 발은 11자를 유지한다.
• 발바닥과 손으로 바닥을 밀어 낸다.
• 골반을 위로 계속 밀어 올린다.
• 팔을 펴서 몸을 들어올리기 힘들면 정수리를 바닥에 대고 유지한다.
• 허벅지와 팔의 힘이 많이 필요하고 어깨 가동성과 골반 유연성을 필요로 한다.

Dwi Pada Viparita Dandasana

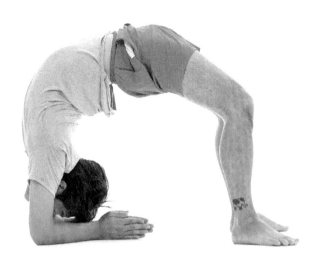

Exercise

① 등을 대고 바르게 눕는다.
② 무릎을 구부리고 발을 골반 너비로 벌린다.
③ 팔꿈치를 세워 두 손바닥을 어깨 아래에 짚어준다.
④ 이때 손끝이 어깨 쪽을 향한다.
⑤ 내쉬는 호흡에 몸통과 머리를 동시에 들어 올리고 정수리를 바닥에 놓는다.
⑥ 팔꿈치와 손바닥을 바닥에 내려놓는다.
⑦ 팔꿈치는 어깨 너비를 유지하고 무게 중심을 팔꿈치로 이동한다.
⑧ 어깨와 팔꿈치를 수직으로 만든다.
⑨ 마시는 호흡에 어깨와 가슴을 편다.
⑩ 내쉬는 호흡에 무릎을 완전히 펴고, 얼굴은 손 사이를 바라보도록 아래로 향한다.
⑪ 열 번 호흡하며 자세를 유지한다.
⑫ 자세를 유지하는 동안 무게 중심을 상체 쪽으로 계속 이동한다.
⑬ 자세를 끝낼 때는, 두 손을 머리 옆 바닥을 짚고 우르드바 다누라아사나로 올라간 후 뒤통수를 먼저 바닥에 대고 몸을 바닥에 내린다.

Effect

• 목과 척추가 유연해지고 가슴과 어깨가 열린다. 허벅지가 강화된다.

Tip

• 다리가 벌어지지 않도록 한다.
• 팔꿈치가 뜨지 않는다.
• 발바닥과 팔로 바닥을 밀어낸다.
• 어깨와 가슴이 열릴 수 있게 발바닥으로 바닥을 강하게 밀어낸다.
• 팔꿈치를 내리기 힘들면 손으로 바닥을 밀면서 우르드바 다누라아사나를 유지해도 된다.
• 무릎이 벌어지거나 또는 무릎이 펴지지 않으면 구부리고 한다.
• 어깨가 무너지지 않도록 주의한다.

Salamba Sirsasana

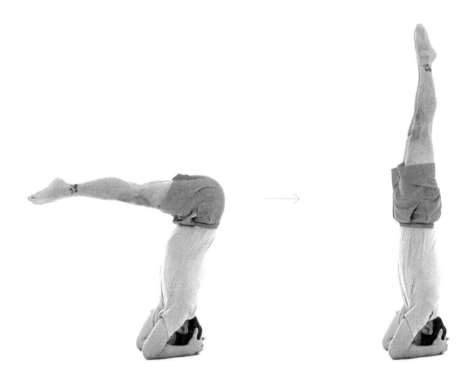

Exercise

① 아도 무카 스바나아사나에서 준비한다.

② 무릎을 바닥에 대고 양 손은 깍지를 껴서 손바닥 안쪽을 컵 모양으로 만든다.

③ 마시는 호흡에 정수리를 바닥에 대고 손바닥으로 뒷머리를 감싼다.

④ 내쉬는 호흡에 무릎을 접어 가슴 쪽으로 당겨 등과 허리를 반듯하게 세운다.

⑤ 마시는 호흡에 균형을 잡는다.

⑥ 내쉬는 호흡에 다리를 쭉 뻗어, 몸 전체를 바닥과 수직으로 만든다.

⑦ 팔꿈치와 어깨는 일직선에 있어야 하며, 팔과 머리, 등으로 균형을 잡는다.

⑧ 열 번 호흡하며 자세를 유지한다.

⑨ 다시 무릎을 접어 가슴으로 당겨주고, 천천히 척추를 분절하며 가볍게 다리를 바닥으로 내려 발라아사나를 한다.

Effect

• 균형감이 좋아지고 혈액 순환에 도움이 된다.

Tip

• 허리가 휘지 않도록 복부에 힘을 준다.

• 허벅지 안쪽을 조여 다리가 벌어지지 않도록 하며, 발끝에 힘을 주어 위로 뻗는다.

• 팔꿈치가 어깨 너비보다 벌어지지 않도록 한다.

• 목이 눌리지 않도록 정수리에 무게를 싣지 않는다.

• 어깨를 편다.

• 초보자는 벽을 이용하며, 동작이 어려우면 살람바 사르방가아사나를 한다.

Pincha Mayurasana

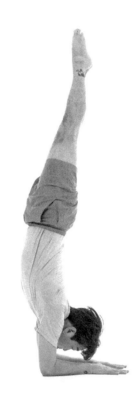

Exercise

① 아도 무카 스바나아사나에서 준비한다.

② 무릎을 바닥에 대고, 팔꿈치는 어깨 너비로 손과 팔꿈치를 바닥에 놓는다.

③ 다리를 쭉 펴서 올라온다.

④ 시선은 두 손 사이를 바닥을 보고, 목을 쭉 뻗어 머리를 가능한 높게 든다.

⑤ 마시는 호흡에 발이 손 쪽으로 걸어간다.

⑥ 내쉬는 호흡에 오른 다리를 위로 뻗고 왼 다리를 위로 뻗어 두 다리를 붙인다.

⑦ 다리와 발을 붙여 위를 향해 뻗는다.

⑧ 열 번 호흡하며 자세를 유지한다.

Effect

• 균형감이 좋아진다.

• 어깨와 팔, 등 근육이 강화된다.

• 가슴이 펴지고 복부와 내전근이 강화된다.

Tip

• 팔꿈치가 벌어지지 않는다.

• 두 팔로 바닥을 강하게 밀어낸다.

• 엉덩이와 다리, 복부에 힘을 준다.

• 어깨가 무너지지 않도록 척추와 어깨를 뻗는다.

• 머리는 아래로 떨어지지 않고 시선을 끝까지 바닥을 바라본다.

• 초보자는 벽을 이용해서 연습한다.

Adho Mukha Vrksasana

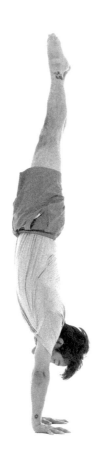

Exercise

① 아도 무카 스바나아사나에서 준비한다.

② 마시는 호흡에 발이 손 쪽으로 걸어가며 시선은 두 손 사이 바닥을 본다.

③ 내쉬는 호흡에 손바닥 전체로 바닥을 밀며 두 다리를 동시에 위로 뻗는다.

④ 엄지발가락을 밀어서 올리며 발끝에 힘을 준다.

⑤ 열 번 호흡하며 자세를 유지한다.

Effect

• 균형감이 좋아진다.

• 어깨와 팔, 손목과 복부가 강화된다.

Tip

• 두 손은 어깨 너비 보다 넓지 않는다.

• 손으로 바닥을 강하게 민다.

• 복부에 힘을 준다.

• 어깨가 무너지지 않는다.

• 시선은 끝까지 손 사이 바닥을 바라본다.

• 다리가 벌어지지 않고 팔꿈치는 완전히 편다.

• 초보자는 벽을 이용해서 연습한다.

Savasana

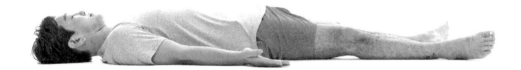

Exercise

① 등을 대고 바르게 눕는다.
② 손은 다리에서 약간 떨어진 곳에 두며 손바닥이 위를 향한다.
③ 호흡은 가늘고 천천히 편안하게 한다.
④ 몸 전체에 힘을 빼고 의식을 깨운 상태에서 완전한 휴식을 한다.

Effect

• 다른 아사나 수행으로 생긴 피로를 풀어 주고 마음을
고요하게 만든다.

Tip

• 몸은 긴장하지 않는다.
• 몸 보다 마음을 안정시키는데 집중한다.
• 의식은 깨어 있으며 잠을 자지는 않는다.

Shitali Pranayama

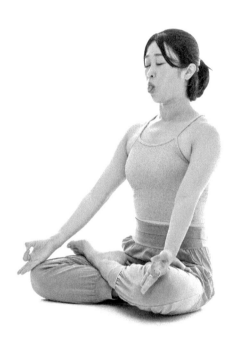

Exercise

① 자리에 앉아 등을 똑바로 세우고 머리를 수평으로 한다.

② 손은 즈나나 무드라를 한다.

③ 입을 벌려 입술을 O로 만든다.

④ 혀는 말고 혀의 앞부분과 끝은 어금니부터 앞니까지 닿는다.

⑤ 혀의 모양은 막 벌어지려는 신선하게 말려 있는 나뭇잎을 닮는다.

⑥ 말린 혀를 입술 밖으로 내민다. 치찰음을 내며 말린 혀로 공기를 빨아들여 폐에 공기를 가득 채운다.

⑦ 코로 천천히 내쉰다.

Effect

• 신체를 서늘하게 하고 눈과 귀를 안정시킨다. 미열이 있거나 담즙에 이상이 있는 경우 좋다.

• 소화를 촉진하고 갈증을 덜어 준다.

• 간장과 비장을 활성화 시킨다.

Tip

• 고혈압이나 심장병이 있는 경우는 피한다.

• 혀가 말리지 않을 경우에는 입을 O 모양으로 만들어 호흡한다.

Sitakari Pranayama

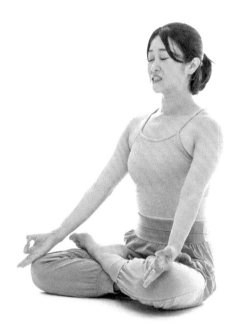

Exercise

① 상체를 바르게 세우고 앉는다.

② 손은 즈나나 무드라를 한다.

③ 혀는 평평한 상태이다.

④ 윗니와 아랫니를 붙이고 입술을 아주 조금 벌려 혀끝만 이 사이로 살짝 내민다.

⑤ 윗니와 아랫니 사이로 호흡을 마시고 5초 정도 호흡을 보유한다.

⑥ 코로 천천히 내쉰다.

Effect

• 쉬탈리 프라나야마와 효과가 같다.

Tip

• 고혈압이나 심장병이 있는 경우는 피한다.

전체 시퀀스

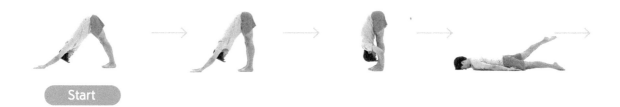

Start

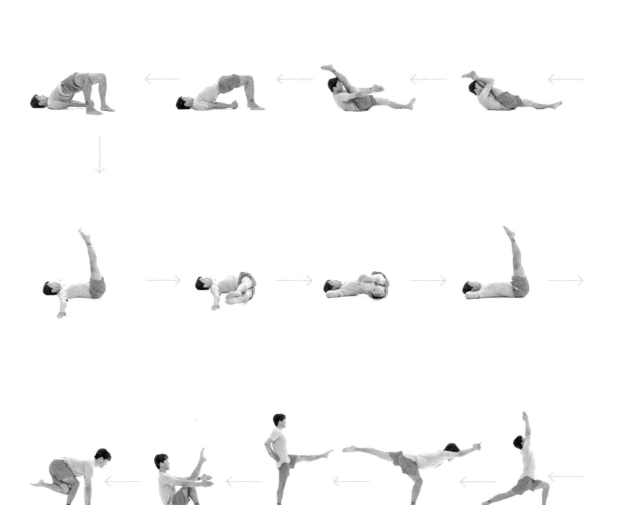

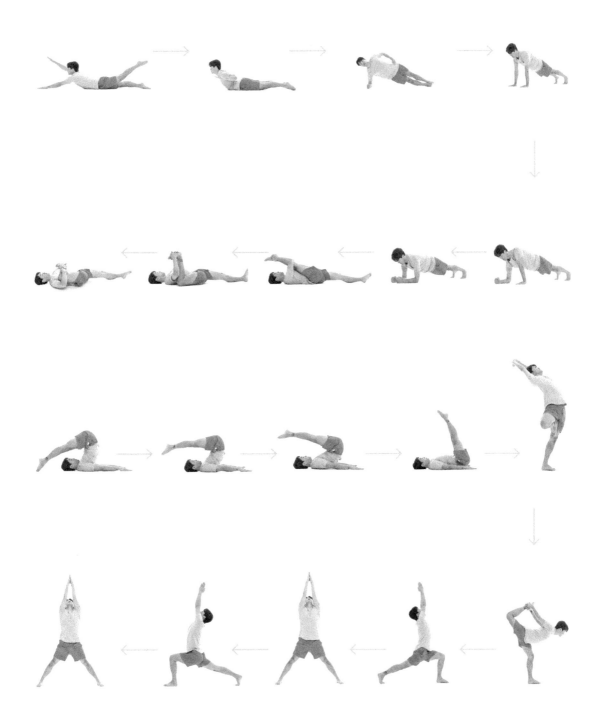

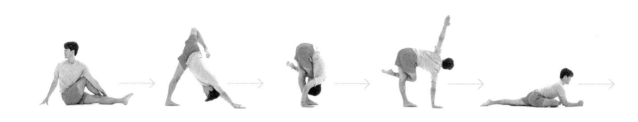

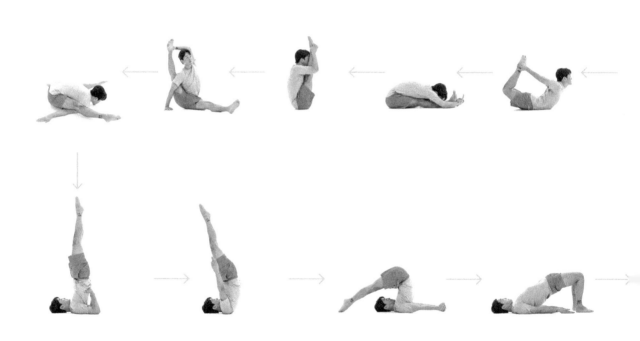

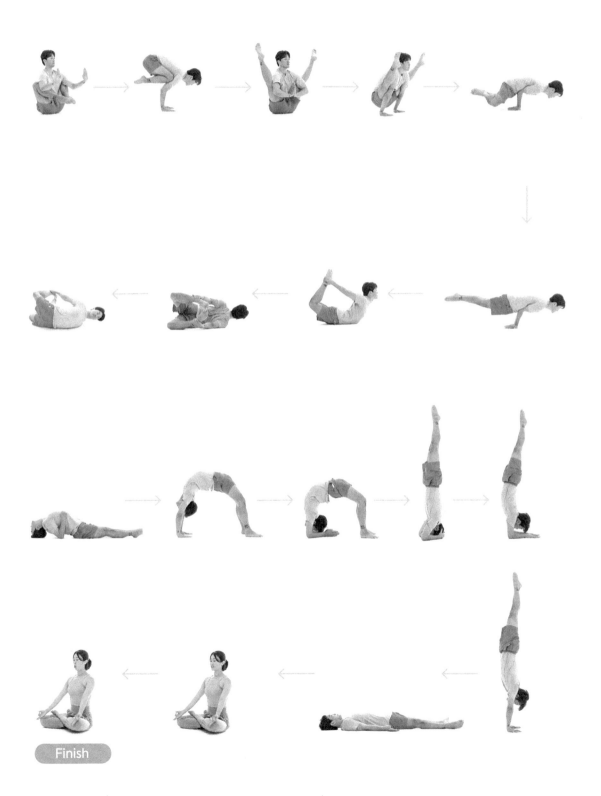

Finish

박소리

HEATED VINYASA

울루루요가 대표강사
2021 선사 요가 시퀀스 챔피언쉽 1위 수상
밀양국제요가대회 1위 수상
2022 국제 SUP페스티벌 월드 투어 부산 요가클래스 진행
원더러스트 스튜디오세션 히말라야빈야사 클래스 진행
"갤럭시 Z플립" "SK텔레콤 T Factory: Wonder class"
2022 웨이크업리트릿 프레젠터

〈자격사항〉
Himalaya vinyasa yoga Lv1, 2 수료
Mahahatha yoga Lv1, 2 수료
세종대학교 임산부요가 수료
인도 마스터 코스
히말라야 마스터 코스

인스타 @sr4211
유튜브 91년생요가강사엄마

내 자신을 있는 그대로 받아들이고 인정하기.

히말라야 빈야사 요가 수련을 통해 몸과 마음의 균형을 잡을 수 있었고 ,
도전적인 자세들은 내가 나에게 더 집중하고 자신감을 갖을 수 있게 도와주었습니다.
여동구 스승님은 수련을 통해 각자의 내려놓음의 철학을 찾으라고 하셨습니다.
저는 그 안에서 빠르게 인정하고 받아들임을 통해 두려움을 깨고 도전하며
자신감과 긍정적인 삶에 가까워 질 수 있었습니다.

인내와 헌신적인 노력으로 요가를 꾸준히 연습하다 보면,
언젠가 몸과 마음이 변하는 것을 발견할 겁니다.
요가를 통해 몸과 마음이 건강해지기를 바라는
제 영향력이 넓게 퍼져서 모두가 매트 위에서 또 삶속에서 평온하길 바랍니다.

Vrksa Pavanamuktasana

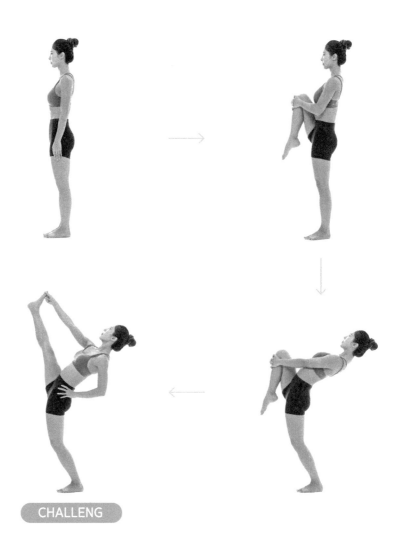

CHALLENG

Exercise

① 바르게 서서 두 무릎을 굽혀 시작한다.
② 오른 무릎을 두 손으로 잡아 가슴 쪽으로 끌어안는다.
③ 마시는 호흡에 가슴을 들어 올려 상체를 뒤로 젖힌다.
④ 이때 턱을 가슴 쪽으로 당겨 시선은 정면을 향한다.
⑤ 내쉬는 호흡에 무릎은 조금 더 가슴 쪽으로 끌어 당겨 안정감을 준다.
⑥ 다섯 번 호흡하며 자세를 유지한다.
⑦ 가능하면, 오른손으로 오른 발가락을 잡고 팔과 다리를 앞으로 쭉 뻗는다. 다섯 번 호흡하며 자세를 유지한다.
⑧ 마시는 호흡에 돌아오고 내쉬는 호흡에 다리를 풀어준다.
⑨ 반대쪽도 같은 방법으로 반복한다.
⑩ 수리야 나마스카라 A 빈야사를 한다.

Effect

• 상체를 뒤로 젖히는 자세를 할 때, 하체에서 힘을 전달하는 감각을 익힐 수 있다.
• 균형 동작으로 하체의 안정성을 갖게 한다.

Tip

• 왼발은 바닥으로 강하게 뻗어 내리고, 오른쪽 무릎은 가슴 쪽으로 강하게 끌어올려야 상체를 젖혔을 때 넘어지지 않는다.

Parivrtta Utthita Pada Hastasana

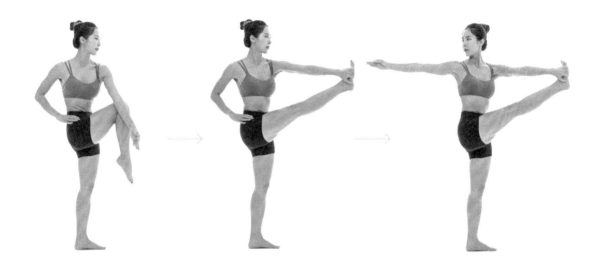

Exercise

① 오른손은 허리에, 오른쪽 무릎을 굽혀 왼손으로 발등을 감싸 새끼발가락 옆 발 날을 잡는다.

② 마시는 호흡에 무릎을 편다.

③ 내쉬는 호흡에 오른손을 뒤로 뻗어주며 오른쪽으로 몸을 회전한다.

④ 시선을 천천히 오른손으로 옮긴다.

⑤ 다섯 번 호흡하며 자세를 유지한다.

⑥ 마시는 호흡에 정면을 바라보고, 내쉬는 호흡에 다리를 풀어준다.

⑦ 반대쪽도 같은 방법으로 반복한다.

⑧ 수리야 나마스카라 A 빈야사를 한다.

Effect

• 척추와 골반의 균형을 맞춘다.

• 하체의 유연성과 안정성을 갖게 한다.

Tip

• 두 골반의 높이를 맞춰 정확한 척추의 회전을 만든다.

• 왼발 안쪽에 강하게 힘을 주어 하체를 견고하게 한다.

Utthita Stiti Surya Yantrasana

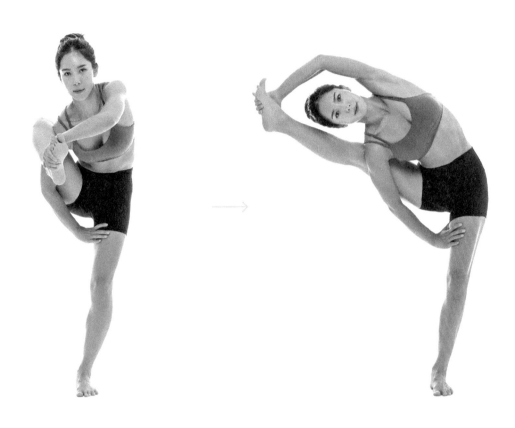

Exercise

① 상체를 살짝 숙여 오른손으로 왼쪽 허벅지를 누른다.
② 왼손으로 오른 무릎을 어깨에 걸어준다.
③ 이때 왼손으로는 오른 발등을 감싸 잡는다.
④ 오른쪽 어깨로 무릎을 밀어 준다.
⑤ 마시는 호흡에 가슴을 열고, 내쉬는 호흡에 다리를 천천히 편다.
⑥ 오른손으로 허벅지를 강하게 밀어준다.
⑦ 왼발 안쪽에 강하게 힘을 주어 하체가 흔들리지 않게 균형을 잡아준다.
⑧ 다섯 번 호흡하며 자세를 유지한다.
⑨ 마시는 호흡에 무릎을 접고, 내쉬는 호흡에 다리를 풀어준다.
⑩ 반대쪽도 같은 방법으로 반복한다.
⑪ 수리야 나마스카라 A 빈야사를 한다.

Effect

• 균형 동작에서 상체와 하체를 함께 사용하는 방법을 익힐 수 있다.
• 상체는 가동성과 힘, 하체는 유연성과 균형감을 갖게 한다.

Tip

• 오른발을 오른 어깨 깊숙이 걸고, 오른 발을 앞이 아닌 옆으로 활짝 열듯이 뻗는다.
• 시선을 일정하게 유지하며 집중한다.

Hasta Naginyasana

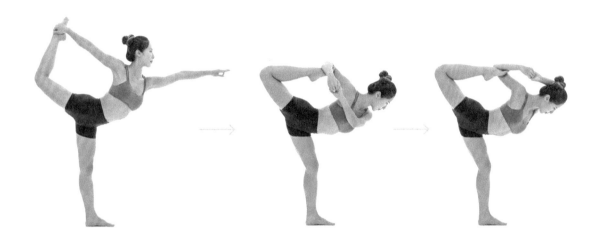

Exercise

① 오른쪽 무릎을 굽혀 오른쪽 팔꿈치에 건다.

② 왼 팔을 머리 뒤로 넘겨 오른손으로 왼손을 잡는다.

③ 마시는 호흡에 왼 무릎을 굽힌다.

④ 내쉬는 호흡에 상체를 내려 바닥과 평행하게 만든다.

⑤ 골반을 닫아 주며 두 어깨가 수평이 되게 한다.

⑥ 가슴과 시선이 바닥 쪽을 향한다.

⑦ 왼발 안쪽에 강하게 힘을 주어 하체가 흔들리지 않게 균형을 잡아준다.

⑧ 숙련자는 왼쪽 무릎을 강하게 편다.

⑨ 가능하면, 왼팔을 가슴 앞으로 가져와 오른손과 깍지를 낀다.

⑩ 마시는 호흡에 상체를 들고, 내쉬는 호흡에 다리를 풀어준다.

⑪ 반대쪽도 같은 방법으로 반복한다.

⑫ 수리야 나마스카라 A 빈야사를 한다.

Effect

• 한 다리를 두 팔로 걸어 유지하며 균형감을 향상 시켜준다.

• 하체의 안정성과 상체의 가동성을 길러준다.

Tip

• 무릎을 살짝 굽혀 안정감을 준다.

• 숙련자는 왼쪽 무릎을 강하게 펴서 유지한다.

Ardha Baddha Padmottanasana

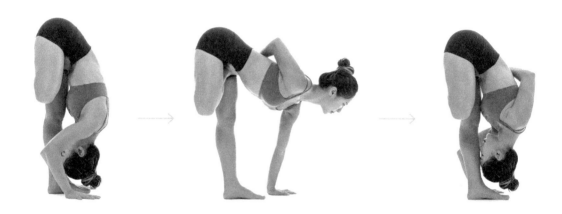

Exercise

① 오른발을 접어 왼 골반 앞에 걸어준다.

② 오른손으로 허리 뒤를 감아 엄지발가락을 잡는다.

③ 천천히 내려가서 왼손으로 바닥을 짚는다.

④ 마시는 호흡에 허리를 펴고, 내쉬는 호흡에 코끝을 정강이로 가져 간다.

⑤ 다섯 번 호흡하며 자세를 유지한다.

⑥ 마시는 호흡에 허리를 펴고, 내쉬는 호흡에 다리를 풀어준다.

⑦ 반대쪽도 같은 방법으로 반복한다.

⑧ 수리야 나마스카라 A 빈야사를 한다.

Effect

• 유연성과 균형감을 향상시켜 무릎이 경직되어 있는 사람에게 도움이 된다.

• 복부를 수축시켜 소화력이 증가하며, 독소를 없애준다.

• 어깨와 골반의 가동성을 길러준다.

Tip

• 오른발을 골반 앞 쪽에 깊숙이 걸어야 오른손으로 발을 잡기가 편하다.

• 등이 말리지 않도록 허리를 펴서 숙인다.

• 팔을 뒤로 돌렸을 때 발가락이 잡히지 않는다면 손을 모두 바닥에 내려 자세를 유지한다.

Hasta Garudasana in Virabhadrasana (변형) I

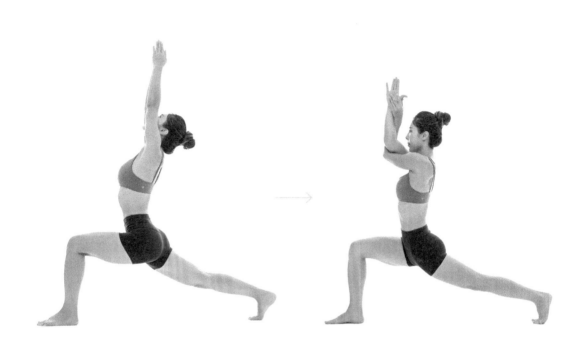

Exercise
① 수리야 나마스카라 B빈야사를 한다.
② 오른발을 앞으로 가져와 마시는 호흡에 비라바르다아사나 I을 한다.
③ 내쉬는 호흡에 오른팔을 왼팔 위로 올려 가루다아사나로 만든다.
④ 팔꿈치를 어깨 높이에서 직각으로 만든다.
⑤ 다섯 번 호흡하며 자세를 유지한다.
⑥ 내쉬는 호흡에 수리야 나마스카라 B 빈야사를 한다.
⑦ 반대쪽도 같은 방법으로 반복한다.
⑧ 수리야 나마스카라 A 빈야사를 마무리 한다.

Effect
• 어깨의 가동성을 길러 굳은 어깨를 풀어준다.
• 발목과 허벅지 근육을 강화시켜 하체를 견고하게 만든다.
• 엉덩이의 탄력을 만든다.

Tip
• 어깨와 팔꿈치, 손목을 직각으로 만들어 유지한다.
• 뒤로 뻗은 다리를 강하게 펴준다.

Hasta Garudasana in Virabhadrasana (변형) II

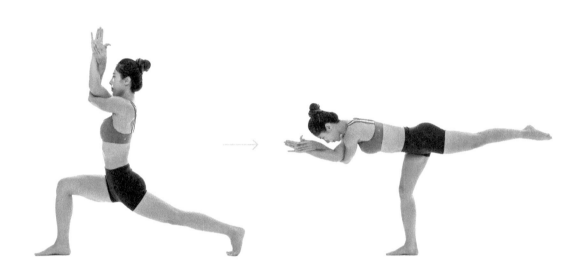

Exercise

① 수리야 나마스카라 B 빈야사를 한다.
② 오른발을 앞으로 가져와 마시는 호흡에 비라바드라아사나 I을 한다.
③ 내쉬는 호흡에 오른팔이 왼팔 위로 올라가 가루다아사나를 한다.
④ 마시는 호흡에 상체를 숙이고, 내쉬는 호흡에 왼발을 뒤로 뻗는다.
⑤ 오른 무릎을 굽혀 균형을 잡는다.
⑥ 다섯 번 호흡하며 자세를 유지한다.
⑦ 마시는 호흡에 왼발을 다시 뒤로 내려 비라바드라아사나 I을 한다.
⑧ 내쉬는 호흡에 수리야 나마스카라 B 빈야사를 한다.
⑨ 반대쪽도 같은 방법으로 반복한다.
⑩ 수리야 나마스카라 A 빈야사를 마무리 한다.

Effect

• 굳은 어깨를 풀어주며 어깨의 가동성을 길러준다.
• 상체와 하체의 조화와 균형감을 향상 시킨다.
• 발바닥에서부터 힘이 전달되어 복부 근육을 수축하며 전신의 힘과 민첩성을 길러준다.

Tip

• 어깨와 팔꿈치, 손목을 직각으로 만들어 유지한다.
• 뒤로 뻗는 발은 엉덩이 높이까지 들고, 골반을 닫아주며 발끝을 강하게 뒤로 뻗는다.

Garudasana

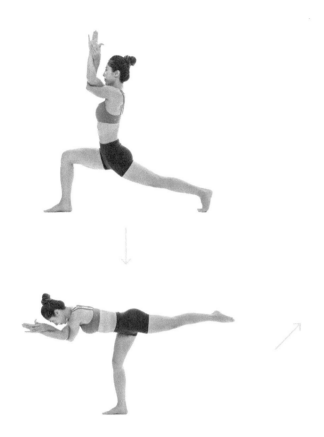
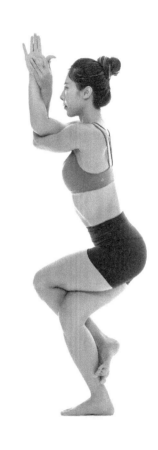

Exercise

① 수리야 나마스카라 B 빈야사를 한다.

② 오른발을 앞으로 가져와 마시는 호흡에 비라바드라아사나 I을 한다.

③ 내쉬는 호흡에 오른팔이 왼팔 위로 올라오게 가루다아사나를 한다.

④ 팔꿈치를 어깨 높이에서 직각으로 만든다.

⑤ 다섯 번 호흡하며 자세를 유지한다.

⑥ 마시는 호흡에 왼발을 다시 뒤로 뻗어주며 하스타 가루다 인 비라바드라아사나 III를 한다.

⑦ 내쉬는 호흡에 왼 다리를 오른 다리 위로 올라오게 가루다아사나를 한다.

⑧ 다섯 번 호흡하며 자세를 유지한다.

⑨ 마시는 호흡에 다리와 손을 풀어 준다.

⑩ 내쉬는 호흡에 수리야 나마스카라 B 빈야사를 한다.

⑪ 반대쪽도 같은 방법으로 반복한다.

⑫ 수리야 나마스카라 A 빈야사를 마무리 한다.

Effect

• 어깨의 가동성을 길러 굳은 어깨를 풀어준다.

• 발목과 허벅지 근육을 강화시켜 하체를 견고하게 만든다.

• 엉덩이의 탄력을 만든다.

Tip

• 어깨와 팔꿈치, 손목을 직각으로 만들어 유지한다.

• 자세와 자세를 연결할 때 균형과 집중력을 잃지 않도록 천천히 움직인다.

Ardha Chandrasana

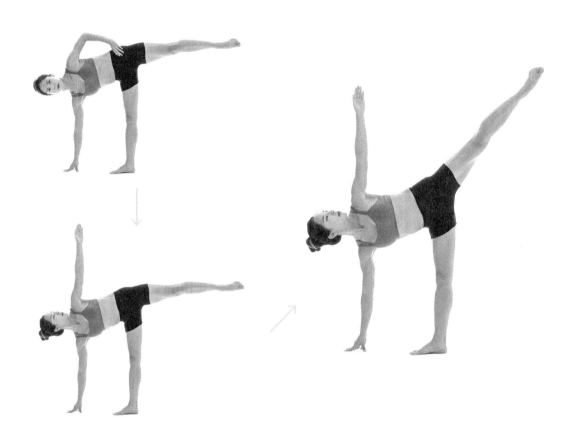

Exercise

① 수리야 나마스카라 B 빈야사를 한다.

② 오른발을 앞으로 가져와 마시는 호흡에 비라바드라아사나 I을 한다.

③ 내쉬는 호흡에 왼발을 뒤로 뻗어 비라바드라아사나 III를 한다.

④ 마시는 호흡에 왼손은 허리에, 오른손 끝을 세워 오른발보다 30cm 정도 앞을 짚는다.

⑤ 내쉬는 호흡에 골반을 열어 왼발과 왼손을 위로 높게 뻗는다.

⑥ 이때 다리를 최대한 높게 든다.

⑦ 다섯 번 호흡하며 자세를 유지한다.

⑧ 마시는 호흡에 골반을 닫고, 내쉬는 호흡에 두 손을 앞으로 뻗어 비라바르다아사나 III를 한다.

⑨ 내쉬는 호흡에 수리야 나마스카라 B 빈야사를 한다.

⑩ 반대쪽도 같은 방법으로 반복한다.

⑪ 수리야 나마스카라 A 빈야사를 마무리 한다.

Effect

• 고관절을 열어주며 내장과 내분비선의 기능이 향상된다.

• 다리와 연결된 신경들을 조화롭게 만들어 무릎과 하체 근육을 강화시켜준다.

• 집중력이 향상되며 균형감각을 길러준다.

Tip

• 오른쪽 발바닥과 허벅지에 힘을 주며 강하게 뻗는다.

• 골반을 정확하게 열어주며 다리를 들 때 엉덩이가 뒤로 빠지지 않도록 주의한다.

Parivrtta Ardha Chandrasana

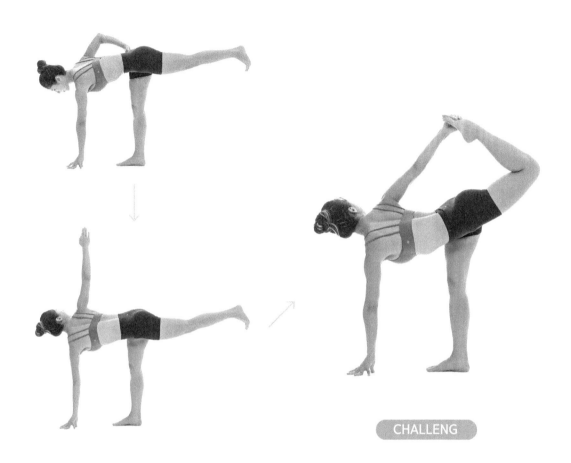

CHALLENG

Exercise

① 수리야 나마스카라 B 빈야사를 한다.
② 오른발을 앞으로 가져온다.
③ 마시는 호흡에 비라바드라아사나 I을 한다.
④ 내쉬는 호흡에 왼발을 뒤로 뻗어 비라바드라아사나 III를 한다.
⑤ 마시는 호흡에 오른손은 허리에, 왼손 끝을 세워 오른발보다 왼쪽 30cm 앞을 짚는다.
⑥ 내쉬는 호흡에 상체를 오른쪽으로 회전하여 오른손을 위로 뻗는다.
⑦ 골반을 닫아 왼발을 엉덩이 높이까지 든다. 가능하면, 오른손으로 왼발을 잡아 가슴을 더 열어 준다.
⑧ 다섯 번 호흡하며 자세를 유지한다.
⑨ 마시는 호흡에 골반을 닫고, 내쉬는 호흡에 두 손을 앞으로 뻗어 비라바르다아사나 I을 한다.
⑩ 내쉬는 호흡에 수리야 나마스카라 B 빈야사를 한다.
⑪ 반대쪽도 같은 방법으로 반복한다.
⑫ 수리야 나마스카라 A 빈야사를 마무리 한다.

Effect

• 전신의 좌우 균형을 맞춰준다.
• 고관절을 닫아주며 내장과 내분비선의 기능이 향상된다.
• 무릎과 하체 근육을 강화시킨다.
• 스트레스 해소와 집중력 향상에 도움이 된다.

Tip

• 오른쪽 발바닥과 허벅지에 힘을 주어 강하게 뻗는다.
• 골반을 닫아주며 뒤로 뻗는 다리의 무릎이 바닥을 보게 한다.
• 상체를 회전할 때, 뒤로 뻗은 발의 엉덩이가 내려가지 않도록 주의한다.

Eka Pada Chakra Vinyasa (Somersault Forward)

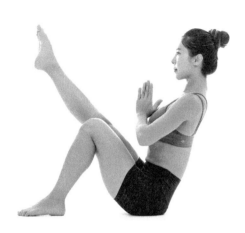

EASY

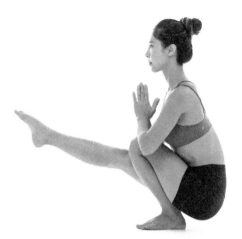

Exercise

① 아도 무카 스바나아사나에서 오른발을 위로 뻗는다.

② 두 손이 발쪽으로 걸어가 손과 발 사이 간격이 30cm가 되게 한다.

③ 이 때 오른발은 계속 들고 있도록 한다.

④ 두 손 사이로 머리를 내려서 뒤통수와 어깨가 바닥에 닿는다.

⑤ 왼발 끝으로 바닥을 살짝 밀어 오른발을 든 채로 앞으로 구른다.

⑥ 왼발로 바닥을 짚어 엉덩이를 들고, 오른발을 앞으로 뻗으며 가슴 앞에 합장한다.

⑦ 만약 이 자세를 유지하기 어렵다면, 엉덩이를 바닥에 대고 앉아서 다리를 뻗는다.

Tip

• 오른발이 바닥에 닿지 않도록 높게 든다.

• 정수리가 아니라 반드시 뒤통수가 바닥에 닿도록 한다.

• 뒤통수와 어깨가 닿은 후에 몸을 굴린다.

• 목과 허리에 통증이 있는 경우 구르는 동작에 주의한다.

Utthita Eka Padasana

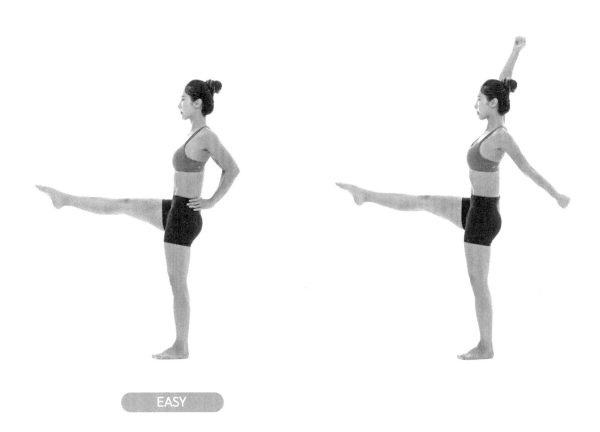

EASY

Exercise

① 에카 파다 차트라 빈야사 마지막 자세에서 시작한다.

② 손과 발을 바닥에 짚지 않고, 다리 힘으로 자리에서 일어난다.

③ 마시는 호흡에 엄지손가락을 말아 쥐며 오른 팔을 위로, 왼 팔을 뒤로 높게 든다.

④ 내쉬는 호흡에 오른 팔을 뻗어 높게 든다.

⑤ 양 무릎이 굽혀지지 않도록 허벅지 힘으로 강하게 편다.

⑥ 이때 양쪽 엉덩이의 높이를 맞춘다.

⑦ 다섯 번 호흡하며 자세를 유지한다.

⑧ 비파리타 에카 파다 차크라 빈야사를 한다.

⑨ 에카 파다 차크라 빈야사를 하며 반대쪽도 같은 방법으로 반복한다.

Effect

• 발목과 다리의 근력을 강화한다.

• 두 다리의 균형감을 길러준다.

• 고관절을 이완하고 하복부 강화에 도움이 된다.

Tip

• 한 쪽 엉덩이가 올라가지 않도록 골반의 정렬을 맞춘다.

• 두 팔을 최대한 뒤로 보내서 가슴을 연다.

Eka Padangushtasana

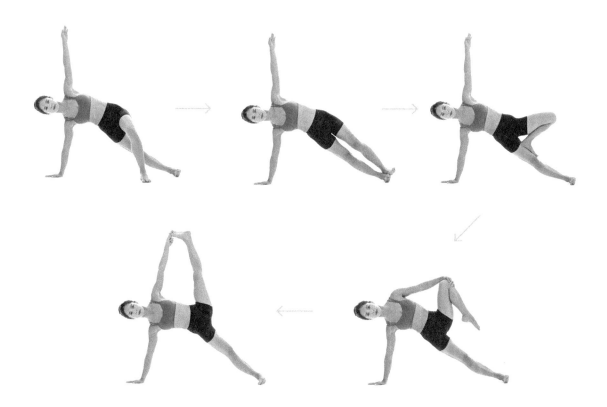

Exercise

① 아도 무카 스바나아사나에서 두 손이 앞으로 걸어와 플랭크에서 준비한다

② 오른손과 오른발 뒤꿈치, 오른 손목과 어깨가 같은 선에 온다.

③ 몸을 왼쪽으로 돌려 오른쪽 새끼발가락 옆면이 바닥에 닿는다.

④ 이때 왼발을 오른발 위에 포개어 올린다.

⑤ 오른 손바닥으로 바닥을 강하게 밀어 몸을 든다.

⑥ 왼손을 귀 옆으로 길게 뻗어주며 엄지와 검지손가락을 붙여 친 무드라를 한다.

⑦ 엉덩이가 바닥으로 내려가지 않도록 복부와 몸 옆면에 힘을 준다.

⑧ 왼손 나머지 세 손가락을 갈고리처럼 만든다.

⑨ 마시는 호흡에 왼쪽 무릎을 굽혀 엄지발가락을 잡는다.

⑩ 몸에 안정감이 느껴지면 내쉬는 호흡에 왼발을 옆으로 돌려 올려 무릎을 펴준다.

⑪ 엉덩이가 뒤로 빠지지 않도록 복부와 바닥 쪽 몸 옆면의 힘으로 몸을 바르게 편다.

⑫ 다섯 번 호흡하며 자세를 유지한다.

⑬ 마시는 호흡에 손을 풀고, 내쉬는 호흡에 플랭크를 한다.

⑭ 빈야사를 한다.

⑮ 반대쪽도 같은 방법으로 한다.

Effect

• 하체의 유연성과 손목과 팔의 근력을 함께 길러준다.

• 복부와 코어 힘을 사용하는 법을 익힐 수 있다.

• 몸의 전반적인 정렬과 균형감을 길러준다.

• 천골과 미골의 기능이 좋아진다.

Tip

• 복무에 힘을 주어 몸을 바르게 만든다.

• 몸을 들 때 손바닥 전체로 무게를 골고루 싣고 팔로 바가을 강하게 민다.

• 오른쪽 어깨와 귀가 가까워지지 않는다.

• 손목에 부상이 있는 경우 팔꿈치를 내려 수련한다.

• 팔꿈치가 꺾여 과신전 되지 않도록 주의한다.

• 만약 동작들이 어려우면, 왼쪽에 있는 EASY 동작을 해도 된다.

Hasta Pada Vasisthasana

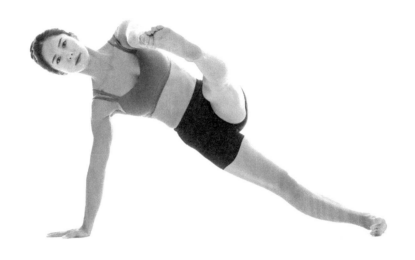

Exercise

① 아도 무카 스바나아사나에서 두 손이 앞으로 걸어와 플랭크를 한다.
② 오른손과 오른발의 뒤꿈치, 오른 손목과 어깨가 같은 선에 온다.
③ 몸을 왼쪽으로 돌려 오른쪽 새끼발가락 옆면이 바닥에 닿는다.
④ 이때 왼발을 오른발 위에 포개어 올린다.
⑤ 오른 손바닥으로 바닥을 강하게 밀어 몸을 든다.
⑥ 엉덩이가 바닥을 내려가지 않도록 복부와 몸 옆면에 힘을 준다.
⑦ 왼손 세 손가락을 갈고리처럼 만든다.
⑧ 마시는 호흡에 왼쪽 무릎을 굽혀 엄지발가락을 잡는다.
⑨ 내쉬는 호흡에 왼발을 앞으로 뻗는다.
⑩ 복부에 힘을 주며 발끝을 어깨선까지 끌어올린다.
⑪ 다섯 번 호흡하며 자세를 유지한다.
⑫ 마시는 호흡에 손을 풀고, 내쉬는 호흡에 플랭크를 한다.
⑬ 빈야사를 한다.
⑭ 반대쪽도 같은 방법으로 한다.

Effect

• 하체의 유연성과 손목과 팔의 근력을 함께 길러준다.
• 복부와 코어 힘을 사용하는 법을 익힐 수 있다.
• 몸의 전반적인 정렬과 균형감을 길러준다.
• 천골과 미골의 기능이 좋아진다.

Tip

• 손목에 부상이 있는 경우 팔꿈치를 내려 수련한다.
• 손바닥 전체로 무게를 싣는다.
• 팔꿈치가 꺾여 과신전이 되지 않도록 주의한다.
• 바닥을 짚은 쪽의 손목과 어깨가 일직선이 되게 한다.

Kapinjalasana (변형)

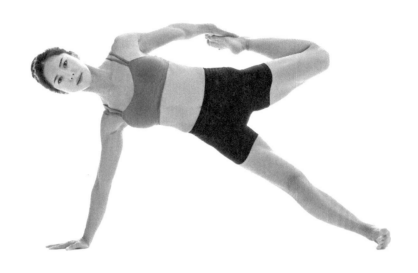

Exercise

① 아도 무카 스바나아사나에서 두 손이 앞으로 걸어와 플랭크에서 준비한다.

② 오른손과 오른발의 뒤꿈치, 오른 손목과 어깨가 같은 선에 온다.

③ 몸을 왼쪽으로 돌려 오른쪽 새끼발가락 옆면이 바닥에 닿는다.

④ 이때 왼발은 오른발 위에 포개어 올린다.

⑤ 오른 손바닥으로 바닥을 강하게 밀어 몸은 든다.

⑥ 엉덩이가 바닥으로 내려가지 않도록 복부와 몸 옆면에 힘을 준다.

⑦ 왼 무릎을 뒤로 접는다.

⑧ 왼손으로 왼쪽 발등을 잡는다.

⑨ 마시는 호흡에 가슴을 열고, 내쉬는 호흡에 발등으로 왼손을 뒤로 민다.

⑩ 왼 다리를 최대한 뒤로 보내며 시선은 정면을 본다.

⑪ 다섯 번 호흡하며 자세를 유지한다.

⑫ 손을 풀지 않고 다음 자세로 연결한다(카핀잘라아사나)

⑬ 반대쪽도 같은 방법으로 반복한다.

Effect

• 유연성과 손목과 팔의 근력을 함께 길러준다.

• 오른발로 견고하게 바닥을 짚는다.

• 천골과 미골의 기능이 좋아진다.

Tip

• 손목에 부상이 있는 경우 팔꿈치를 내려 수련한다.

• 손바닥 전체로 무게에 싣는다.

• 팔꿈치가 꺾여 과신전이 되지 않도록 주의한다.

• 바닥을 짚은 쪽의 손목과 어깨가 일직선이 되게 한다.

• 몸의 앞 쪽을 열어서 다리를 더 멀리 보낸다.

Kapinjalasana

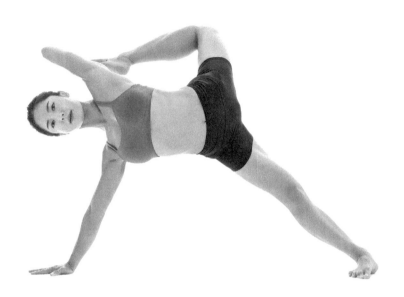

Exercise

① 카핀잘라아사나 변형에서 손을 풀지 않는다.

② 하늘을 보도록 돌려서 엄지와 검지손가락 사이로 발등을 감싸 잡아준다.

③ 마시는 호흡에 어깨를 회전하여 팔꿈치가 귀 옆으로 간다.

④ 내쉬는 호흡에 발을 멀리 밀어서 팔과 다리를 뒤로 밀어 활모양이 되게 한다.

⑤ 다섯 번 호흡하며 자세를 유지한다.

⑥ 손을 풀지 않고 다음 자세로 연결한다(하누만아사나).

⑦ 반대쪽도 같은 방법으로 반복한다.

Effect

• 어깨의 관절 가동성을 길러준다.

• 가슴과 골반, 허벅지 앞을 열어준다.

• 유연성과 손목과 팔의 근력을 함께 길러준다.

• 천골과 미골의 기능이 좋아진다.

Tip

• 허리에 부상이 있는 경우 카핀잘라아사나 변형을 수련한다.

• 손바닥 전체로 무게를 싣는다.

• 오른 팔꿈치가 꺾여 과신전이 되지 않도록 주의한다.

• 바닥을 짚은 쪽의 손과 어깨가 일직선이 되게 한다.

• 오른발로 견고하게 바닥을 짚는다.

Hanumanasana

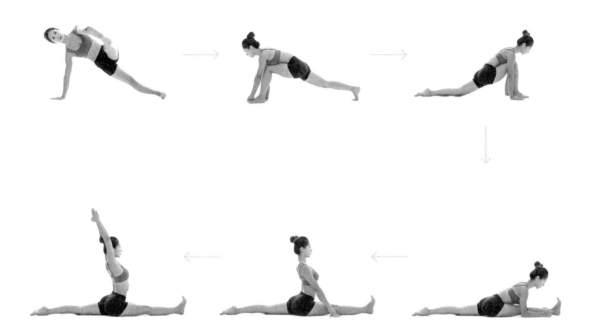

Exercise

① 카핀잘라아사나에서 손을 풀지 않고 왼손으로 왼발 새끼발가락 옆면을 잡는다.

② 이때 무릎을 펴며 왼발을 몸 앞으로 가져온다.

③ 마시는 호흡에 몸을 매트 앞쪽으로 돌려 왼발 뒤꿈치를 바닥에 내린다.

④ 몸을 오른쪽으로 180° 돌려 시선은 다리 사이로 뒤쪽을 본다.

⑤ 내쉬는 호흡에 골반을 바닥으로 내려 오른발은 앞으로, 왼발은 뒤로 뻗는다.

⑥ 마시는 호흡에 두 손을 머리 위로 뻗는다.

⑦ 엉덩이는 균형을 맞추며 내리고, 두 손은 합장하여 위로 뻗어 올린다.

⑧ 다섯 번 호흡하며 자세를 유지한다.

⑨ 숙련자는 나지니아아사나 변형에 도전한다.

⑩ 초보자나 동작이 어려우면, 왼쪽에 있는 EASY동작을 한다.

Effect

• 다리의 유연성과 근력을 강화시킨다.

• 좌골 신경통을 완화한다.

Tip

• 초보자는 손을 바닥에 짚어 수련한다.

• 뒤로 뻗은 왼발의 발 안쪽이 아닌 발등이 바닥에 닿는다.

• 왼쪽 엉덩이가 뒤로 빠지지 않도록 골반을 닫는다.

Naginyasana (변형)

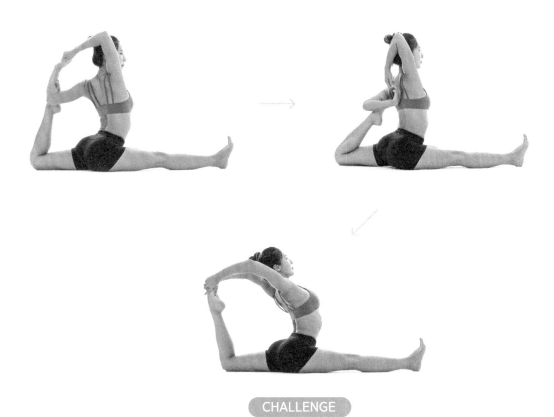

CHALLENGE

Exercise

① 하누만아사나에서 왼 무릎을 굽힌다.
② 왼쪽 엄지발가락을 왼 팔꿈치 안에 건다.
③ 오른손을 머리 뒤로 넘겨서 두 손을 걸어 잡는다.
④ 가슴을 오른쪽으로 열어주며 확장한다.
⑤ 다섯 번 호흡하며 자세를 유지한다.
⑥ 가능하다면, 두 번째 사진의 동작에 도전한다.
⑦ 왼 팔을 뒤로 회전하며 접고, 엄지발가락을 팔꿈치 안에 끼운다.
⑧ 이때 왼쪽 손등이 견갑 사이 등에 닿게 한다.
⑨ 오른손을 머리 뒤로 넘겨 두 손을 잡는다.
⑩ 고무카아사나와 동일한 팔 동작을 만들어준다.
⑪ 다섯 번 호흡하며 자세를 유지한다.
⑫ 가능하면, 어깨를 돌려 발끝을 두 손으로 잡고 팔을 쭉 펴면서 발을 멀리 밀어낸다.
⑬ 마시는 호흡에 팔과 다리를 풀고, 내쉬는 호흡에 두 손을 바닥에 짚는다.

Effect

• 어깨의 관절 가동성을 길러준다.
• 다리의 유연성과 근력을 강화시킨다.
• 좌골 신경통을 완화한다.
• 가슴을 확장하여 폐와 소화 기능을 활성화 한다.

Tip

• 초보자는 손을 바닥에 짚는다.
• 오른 발목을 꺾어 오른쪽 허벅지에 강한 힘을 주며 버틴다.

Upavista Konasana

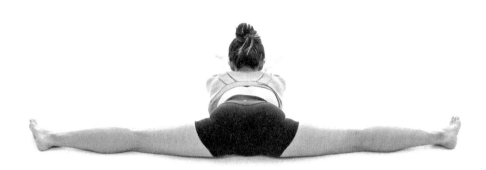

Exercise

① 하누만아사나에서 몸을 왼쪽으로 90° 돌린다.
② 마시는 호흡에 두 발을 옆으로 뻗는다.
③ 이때 양발의 뒤꿈치와 고관절이 수평이 된다.
④ 내쉬는 호흡에 상체를 앞으로 숙이며 가슴과 턱이 바닥에 닿는다.
⑤ 두 팔을 앞으로 뻗어서 척추를 편다.
⑥ 두 발바닥 안쪽이 바닥에 닿는다.
⑦ 다섯 번 호흡하며 자세를 유지한다.
⑧ 마시는 호흡에 몸을 세운다.
⑨ 내쉬는 호흡에 왼쪽으로 몸을 돌려 반대쪽 하누만아사나를 한다.
⑩ 빈야사를 한다.

Effect

• 내전근을 스트레칭하여 다리 유연성을 길러준다.
• 골반의 혈액 순환을 도와준다.
• 좌골 신경통을 완화한다.
• 난소를 자극하여 생리불순과 양을 규칙적으로 조절한다.

Tip

• 상체를 숙였을 때 등이 밀리지 않게 척추를 펴주며 가슴을 바닥에 내린다.
• 목을 길게 뻗어서 턱이 바닥에 닿는다.

Naginyasana (변형)

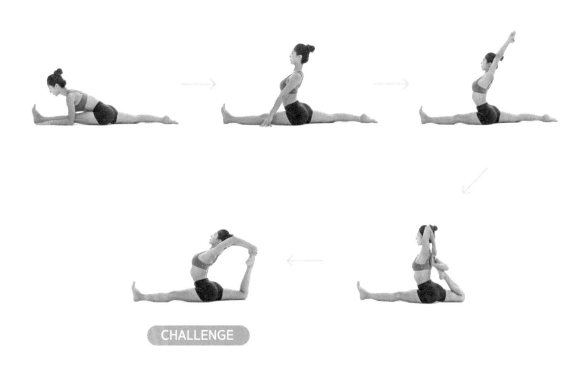

CHALLENGE

Exercise

① 우파비스타 코나아사나에서 몸을 왼쪽으로 90° 돌려 정면을 본다.
② 두 손을 위로 뻗어 손바닥을 붙이며 하누만아사나를 한다.
③ 다섯 번 호흡하며 자세를 유지한다.
④ 앞서 수행한 것과 같이 가능한 옵션을 선택해서 유지한다.
⑤ 하누만아사나에서 오른 무릎을 굽힌다.
⑥ 오른쪽 엄지발가락을 오른 팔꿈치 안에 건다.
⑦ 왼손을 머리 뒤로 넘겨서 두 손을 걸어 잡는다.
⑧ 가슴을 왼쪽으로 열어주며 확장한다.
⑨ 다섯 번 호흡하며 자세를 유지한다.
⑩ 가능하다면 다음 동작에 도전한다.
⑪ 오른팔을 뒤로 회전하며 접고, 엄지발가락을 팔꿈치 안에 끼운다.
⑫ 이때 오른쪽 손등이 견갑골 사이 등에 닿게 한다.
⑬ 왼손을 머리 뒤로 넘겨 두 손을 잡는다.
⑭ 고무카아사나와 동일한 팔 동작을 만들어준다. 가능하면 다음 동작에 도전한다.
⑮ 다섯 번 호흡하며 자세를 유지한다.
⑯ 마시는 호흡에 팔과 다리를 풀고, 내쉬는 호흡에 두 손을 바닥에 짚는다.
⑰ 빈야사를 한다.

Effect

• 어깨의 관절 가동성을 길러준다.
• 다리의 유연성과 근력을 강화시킨다.
• 좌골 신경통을 완화한다.
• 가슴을 확장하여 폐와 소화 기능을 활성화 한다.

Tip

• 발등을 팔꿈치 깊숙이 건다.
• 머리로 팔꿈치를 밀어 가슴을 연다.
• 동작이 어려우면 왼쪽에 EASY 동작을 한다.

Uttana Vidalasana

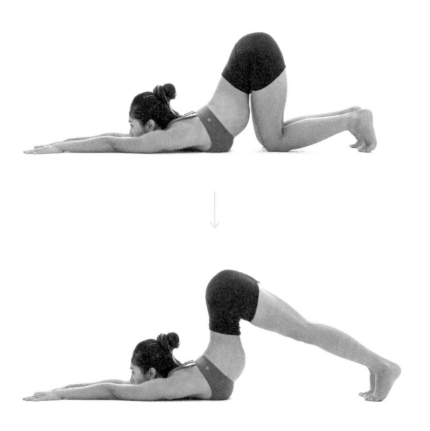

Exercise

① 수리야 나마스카라 빈야사를 한다.

② 마시는 호흡에 뒤꿈치를 들어 무릎을 바닥에 내린다.

③ 내쉬는 호흡에 두 팔을 앞으로 뻗고, 가슴과 턱을 바닥에 내린다.

④ 목을 최대한 길게 뻗어 턱 아래쪽이 바닥에 닿는다.

⑤ 다섯 번 호흡하며 자세를 유지한다.

⑥ 발가락에 힘을 주며 무릎을 강하게 편다.

⑦ 이때 가슴이 바닥에서 떨어지지 않는다.

⑧ 다섯 번 호흡하며 자세를 유지한다.

⑨ 마시는 호흡에 무릎을 내리고, 내쉬는 호흡에 엎드린다.

⑩ 두 손은 머리 위에서 합장하며, 이마를 바닥에 놓고 잠시 호흡을 고른다.

⑪ 앞으로의 자세에서도 휴식이 필요하면 위와 같은 자세를 한다.

⑫ 수리야 나마스카라 빈야사를 한다.

Effect

• 허리 통증을 줄여준다.

• 가슴을 확장시켜 폐의 탄력이 증대한다.

• 골반의 혈액 순환을 도와준다.

Tip

• 목에 부상이 있는 사람은 무릎을 펴지 않고 수련한다.

• 어깨에 통증이 있는 경우, 두 팔을 뻗지 않고 손바닥을 가슴 옆 바닥을 짚어 팔꿈치를 세운다.

Ganda Bherundasana

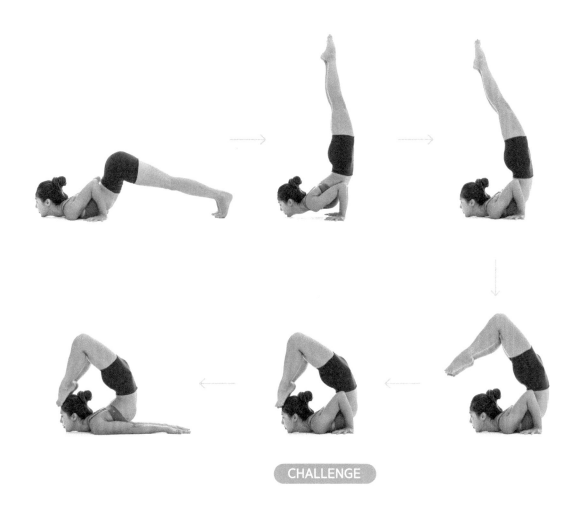

CHALLENGE

Exercise

① 아도 무카 스바나아사나에서 뒤꿈치를 들어 무릎을 내린다.
② 손을 어깨 너비보다 조금 더 좁힌다.
③ 팔꿈치가 손목과 수직이 되게 놓으며 팔꿈치를 모은다.
④ 턱을 바닥에 내리며 갈비뼈를 두 팔꿈치 위에 받쳐 올린다.
⑤ 한 발을 들어서 세워놓고 가볍게 차서 두 발을 세운다.
⑥ 발끝을 뻗어서 다리를 곧게 편다.
⑦ 다섯 번 호흡하며 자세를 유지한다.
⑧ 숙련자는 두 무릎을 굽혀 두 발을 정수리로 가져간다. 가능하면 팔로 아래로 쭉 편다.
⑨ 가슴을 바닥 쪽으로 내려 확장한다.
⑩ 마시는 호흡에 무릎을 펴고, 내쉬는 호흡에 한 발씩 바닥으로 내린다.
⑪ 빈야사를 한다.

Effect

• 하체와 골반의 혈액 순환을 촉진한다.
• 목을 부드럽고 강하게 한다.
• 가슴을 열어 폐와 소화기능을 활성화한다.

Tip

• 자세에 접근하기 힘들면 블록을 어깨 밑에 둔다.
• 목에 부상이 있는 사람은 자세를 하지 않는다.
• 한 발씩 세워 올릴 때 너무 강하게 차올리지 않도록 주의한다.
• 초보자는 왼쪽에 EASY 동작을 한다.

Eka Pada Padangustha Dhanurasana

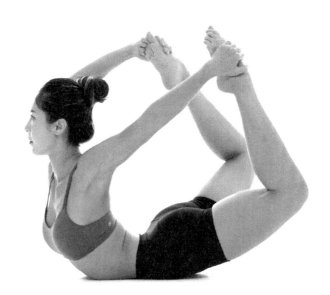

Exercise

① 아도 무카 스바나아사나에서 배를 바닥에 대고 엎드린다.
② 두 무릎을 굽힌다.
③ 오른손을 손바닥이 하늘을 보게 돌려 오른 발등을 감싼다.
④ 왼손으로 왼 발등을 잡는다.
⑤ 마시는 호흡에 몸을 들고, 다리를 멀리 들어 올리며 오른쪽 어깨를 회전하여 팔꿈치가 귀 옆으로 간다.
⑥ 이때 왼손으로는 발등을 잡고 위로 든다.
⑦ 내쉬는 호흡에 몸을 조금 더 위로 든다.
⑧ 두 팔과 다리가 서로 힘을 받아 위로 끌어 올린다.
⑨ 다섯 번 호흡하며 자세를 유지한다.
⑩ 마시는 호흡에 자세를 낮추고, 내쉬는 호흡에 손과 발을 풀어준다.
⑪ 반대쪽도 같은 방법을 반복한다.
⑫ 빈야사를 한다.

Effect

• 척추를 부드럽고 강하게 만든다.
• 허리 통증에 도움을 준다.
• 몸 뒷부분의 근육을 전체적으로 수축하여 강화한다.
• 어깨 관절의 가동성을 길러준다.

Tip

• 척추가 경직되어 있는 사람은 위로 높게 들지 않는다.
• 무릎은 골반 너비로 유지한다.
• 어깨가 회전되지 않으면 스트랩을 사용하여 회전한다.

Padangustha Dhanurasana

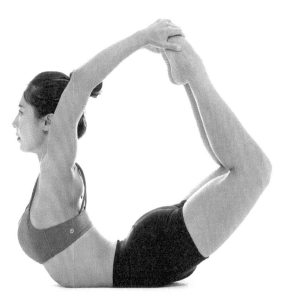

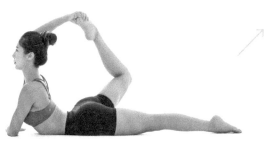

EASY

Exercise

① 아도 무카 스바나아사나에서 배를 바닥에 대고 엎드린다.
② 두 무릎을 굽힌다.
③ 오른손을 손바닥이 하늘을 보게 돌려 오른 발등을 감싼다.
④ 왼손으로 손바닥이 하늘을 보게 돌려 왼 발등을 감싼다.
⑤ 마시는 호흡에 몸을 들고, 다리를 멀리 들어 올리며 두 어깨를 회전하여 팔꿈치가 귀 옆으로 간다.
⑥ 내쉬는 호흡에 몸을 조금 더 위로 든다.
⑦ 두 팔과 다리가 서로 힘을 받아 위로 끌어 올린다.
⑧ 다섯 번 호흡하며 자세를 유지한다.
⑨ 마시는 호흡에 자세를 낮추고, 내쉬는 호흡에 손과 발을 풀어준다.
⑩ 빈야사를 한다.

Effect

• 척추를 부드럽고 강하게 만든다.
• 허리 통증에 도움을 준다.
• 몸 뒷부분의 근육을 전체적으로 수축하여 강화한다.
• 어깨 관절의 가동성을 길러준다.

Tip

• 척추가 경직되어 있는 사람은 위로 높게 들지 않는다.
• 무릎은 골반 너비로 유지한다.
• 어깨가 회전되지 않으면 스트랩을 사용하여 회전한다.

Urdhva Dhanurasana

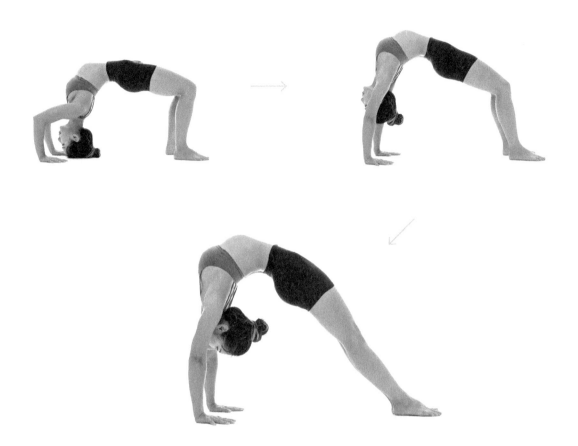

Exercise

① 등을 바닥에 대고 눕는다.
② 두 무릎을 굽혀 세워 엉덩이 가까이 뒤꿈치를 가져온다.
③ 팔꿈치를 세워 두 손바닥을 어깨 아래를 짚는다.
④ 마시는 호흡에 엉덩이를 위로 든다.
⑤ 내쉬는 호흡에 정수리를 바닥에 놓는다.
⑥ 마시는 호흡에 팔을 뻗고, 동시에 허벅지에 힘을 누며 모을 들어올린다.
⑦ 몸 앞부분을 완전히 늘려주고 복부를 활처럼 들어 올려 펴준다.
⑧ 체중을 손바닥과 발바닥에 싣는다. 가능하면, 가슴을 앞으로 더 밀어주며 다리를 쭉 편다.
⑨ 어깨와 가슴, 복부가 열리는 느낌에 집중한다.
⑩ 마시는 호흡에 뒤통수를 바닥에 내린다.
⑪ 내쉬는 호흡에 어깨가 닿고, 등을 바닥으로 내린다.
⑫ 숙련자는 에카 파다 우르드바 다누라아사나를 한다.

Effect

• 척추를 부드럽고 강하게 만든다.
• 어깨와 가슴을 열어주며, 근육의 긴장을 풀어준다.
• 손목과 팔, 어깨를 강화한다.

Tip

• 팔꿈치가 굽혀지지 않도록 한다.
• 몸을 위로 높이 드는 것에 치중하면 허리의 통증을 유발한다.

Eka Pada Urdhva Dhanurasana

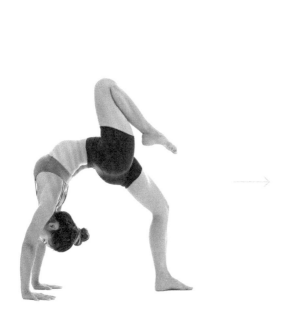
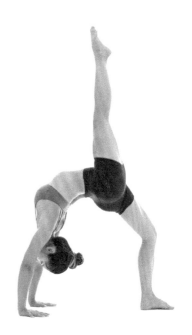

Exercise

① 우르드바 다누라아사나에서 준비한다.
② 마시는 호흡에 오른 무릎을 굽혀 가슴 쪽으로 든다.
③ 내쉬는 호흡에 오른 발을 위로 편다.
④ 발끝을 위로 뻗어 다리를 일자로 편다.
⑤ 마시는 호흡에 오른 무릎을 굽히고, 내쉬는 호흡에 오른발을 바닥에 내린다.
⑥ 왼발도 같은 방법으로 반복한다.
⑦ 마시는 호흡에 발을 내리고, 뒤통수가 바닥에 닿는다.
⑧ 내쉬는 호흡에 어깨가 닿고, 등을 바닥으로 내린다.
⑨ 빈야사를 한다.

Effect

• 척추를 부드럽고 강하게 만든다.
• 어깨와 가슴을 열어주며, 근육의 긴장을 풀어준다.
• 손목과 팔, 어깨를 강화한다.
• 상체와 하체의 균형감을 길러준다.

Tip

• 팔꿈치가 굽혀지지 않도록 한다.
• 몸을 위로 높이 드는 것에 치중하면 허리의 통증을 유발한다.
• 다리를 펴기 힘들면 무릎을 굽혀 가슴 쪽으로 가져오는 자세까지 한다.

Dwi Pada Viparita Dandasana

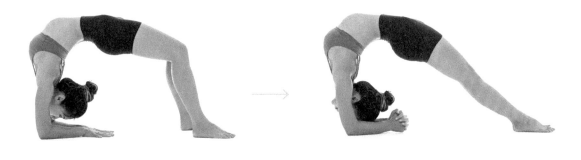

Exercise
① 등을 바닥에 대고 눕는다.
② 두 무릎을 굽혀 세워 엉덩이 가까이 뒤꿈치를 가져온다.
③ 팔꿈치를 세워서 두 손바닥을 아래 아래에 짚어준다.
④ 이때 손끝을 어깨 아래에 둔다.
⑤ 마시는 호흡에 엉덩이를 위로 든다.
⑥ 내쉬는 호흡에 정수리를 바닥에 놓는다.
⑦ 팔꿈치를 바닥에 내려 두 손은 머리 뒤에서 깍지 낀다.
⑧ 마시는 호흡에 팔꿈치로 바닥을 밀어 머리를 든다.
⑨ 팔꿈치와 어깨가 일직선이 되게 하고, 무릎을 펴주며 가슴을 더욱 확장하여 든다.
⑩ 다섯 번 호흡하며 자세를 유지한다.
⑪ 마시는 호흡에 뒤통수를 바닥에 내린다.
⑫ 내쉬는 호흡에 어깨가 닿고 등을 바닥으로 내린다.
⑬ 숙련자들은 머리 뒤에서 깍지를 끼거나 에카 파다 비파리타 다누라 아사나를 한다.

Effect
• 척추를 부드럽고 강하게 만든다.
• 어깨와 가슴을 열어 호흡을 편안하게 한다.
• 어깨를 강화하며 복부 근육의 긴장을 풀어준다.

Tip
• 어깨와 가슴을 열어주는 것에 집중한다.
• 두 발 간격은 골반 너비를 유지하며 발끝이 밖으로 벌어지지 않도록 주의한다.

Eka Pada Viparita Dandasana

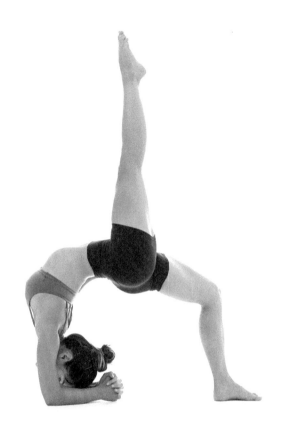

Exercise

① 드위 파다 비파리타 단다아사나에서 준비한다.

② 두 발을 머리 쪽으로 가깝게 가져온다.

③ 두 발의 간격을 좁혀준다.

④ 마시는 호흡에 오른 무릎을 굽혀 가슴 쪽으로 든다.

⑤ 내쉬는 호흡에 오른발을 위로 편다.

⑥ 발끝을 위로 뻗어 다리를 일자로 편다.

⑦ 다섯 번 호흡하며 자세를 유지한다.

⑧ 반대쪽도 같은 방법으로 한다.

⑨ 마시는 호흡에 발을 내린 후 정수리를 바닥에 내리고, 두 손바닥을 정수리 옆에 짚는다.

⑩ 내쉬는 호흡에 뒤통수가 바닥에 닿고, 몸을 천천히 내린다.

Effect

• 척추를 부드럽고 강하게 만든다.

• 어깨와 가슴을 열어주며, 근육의 긴장을 풀어준다.

• 손목과 팔, 어깨를 강화한다.

• 상체와 하체의 균형감을 길러준다.

Tip

• 팔꿈치가 굽혀지지 않도록 한다.

• 몸을 위로 높이 드는 것에 치중하면 허리 통증을 유발하게 된다.

• 다리를 펴기 힘들면 무릎을 굽혀 가슴 쪽으로 가져오는 자세까지 한다.

Paschimottanasana

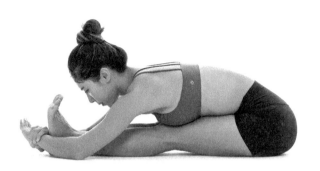

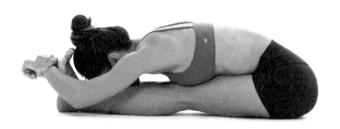

Exercise

① 숩다 받다 코나아사나에서 롤링으로 올라온 후 두 다리를 앞으로 뻗는다.

② 발바닥 앞에서 오른손이 왼 손목을 잡고, 왼손은 주먹을 쥔다.

③ 두 손등이 발바닥에 닿게 손바닥을 정면으로 돌린다.

④ 마시는 호흡에 허리를 편다.

⑤ 내쉬는 호흡에 깊게 숙인다.

⑥ 계속해서 허리를 펴주며 코끝이 정강이에 닿는다.

⑦ 다섯 번 호흡하며 자세를 유지한다.

⑧ 마시는 호흡에 고개를 든다.

⑨ 내쉬는 호흡에 손을 풀어준다.

⑩ 빈야사를 한다.

Effect

• 복부 기관을 부드럽게 만든다.

• 골반에 산소가 공급되며 혈액순환에 도움을 준다.

• 무릎과 허벅지 뒤쪽 근육의 유연성을 길러준다.

Tip

• 무릎이 바닥에서 뜨지 않도록 한다.

• 등을 마는 것보다 골반을 접어 내려가는 것에 집중한다.

• 어깨가 긴장하지 않도록 주의한다.

Adho Baddha Hasta Surya Yantrasana

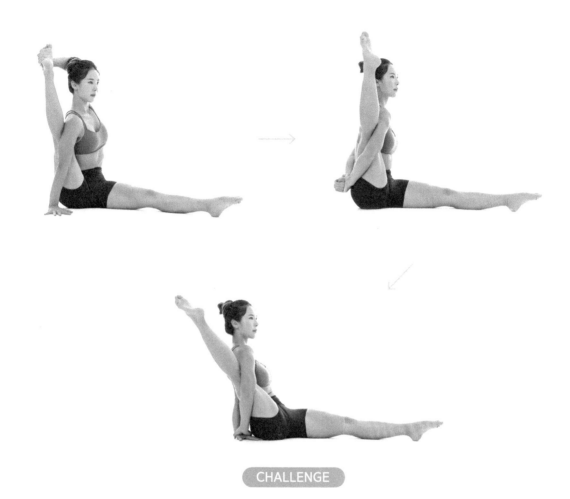

CHALLENGE

Exercise

① 두 발을 앞으로 뻗는다.

② 오른 무릎을 접어 오른쪽 어깨를 무릎 밑에 건다.

③ 왼쪽 사진과 같이 팔꿈치를 접어 오른손을 등 뒤로 돌리고, 왼 손목을 잡는다.

④ 왼손은 주먹을 쥔다.

⑤ 마시는 호흡에 상체를 세워 다리를 바닥에서 든다.

⑥ 내쉬는 호흡에 오른 무릎을 곧게 편다.

⑦ 오른쪽 어깨로 다리를 강하게 뒤로 밀어내며 가슴을 열어준다.

⑧ 다섯 번 호흡하며 자세를 유지한다.

⑨ 가능하면, 오른쪽 다리를 뒤로 밀어내며 상체를 더 편다.

⑩ 마시는 호흡에 무릎을 접고, 내쉬는 호흡에 팔을 푼다.

⑪ 반대쪽도 같은 방법으로 반복한다.

⑫ 빈야사를 한다.

Effect

• 어깨 관절의 가동성을 길러준다.

• 하체의 유연성과 근력을 향상시킨다.

• 전체적인 몸의 균형을 잡아준다.

Tip

• 허벅지에 힘을 주며 무릎을 편다.

• 두 어깨의 균형을 맞춘다.

Urdhva Eka Pada Janu Hasta Parivrtta Dandasana

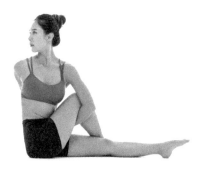

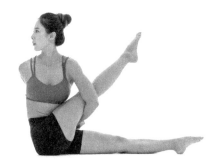

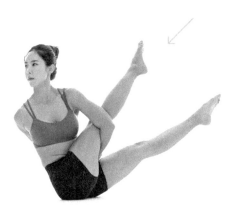

CHALLENGE

Exercise

① 두 발을 앞으로 뻗는다.

② 오른 무릎을 굽혀 발바닥을 왼 무릎 바깥쪽 바닥에 둔다.

③ 왼쪽 사진과 같이 몸을 오른쪽으로 회전하며 왼쪽 팔꿈치를 굽혀 왼
팔을 오른 무릎 아래에 넣는다.

④ 오른팔을 허리 뒤로 감아주며 왼손으로 오른 손목을 잡는다.

⑤ 마시는 호흡에 척추를 곱게 펴준다.

⑥ 내쉬는 호흡에 무릎을 펴며 몸을 오른쪽으로 회전한다. 가능하면,
왼쪽 다리로 들어주며 몸을 오른쪽으로 더 회전한다.

⑦ 다섯 번 호흡하며 자세를 유지한다.

⑧ 마시는 호흡에 고개를 정면으로 돌리며 무릎을 굽힌다.

⑨ 내쉬는 호흡에 팔과 다리를 풀어준다.

⑩ 반대쪽도 같은 방법으로 반복한다.

⑪ 빈야사를 한다.

Effect

• 복부 기관을 부드럽게 만든다..

• 척추의 균형을 맞춰준다.

• 어깨 관절의 가동성을 길러준다.

• 하체의 유연성과 근력을 향상시킨다.

Tip

• 고개를 회전하기 보다는 척추를 회전한다.

• 두 어깨의 높이를 맞춘다.

• 오른발을 최대한 높게 뻗어 든다.

Ardha Baddha Padma Hasta Surya Yantrasana

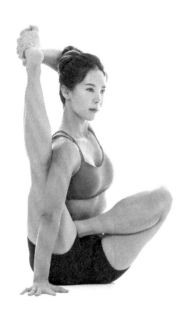 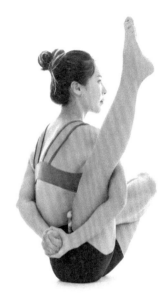

Exercise

① 두 발을 앞으로 뻗는다.

② 왼 무릎을 접어 왼발을 오른쪽 고관절 깊숙이 건다.

③ 왼쪽 사진과 같이 오른 무릎을 접어 세우고, 오른쪽 어깨를 무릎 밑에 건다.

④ 이때 팔꿈치를 접어 오른손을 등 뒤로 돌리고, 왼 손목을 잡는다.

⑤ 마시는 호흡에 상체를 세우며 균형을 잡는다.

⑥ 내쉬는 호흡에 무릎을 펴준다.

⑦ 오른쪽 어깨로 다리를 강하게 뒤로 밀어내며 가슴을 열어준다.

⑧ 다섯 번 호흡하며 자세를 유지한다.

⑨ 마시는 호흡에 무릎을 굽히고, 내쉬는 호흡에 팔과 다리를 풀어준다.

⑩ 반대쪽도 같은 방법으로 한다.

⑪ 빈야사를 한다.

Effect

• 고관절과 어깨 관절의 가동성을 길러준다.

• 하체의 유연성과 근력을 향상시킨다.

• 골반과 전체적인 몸의 균형감을 길러준다.

Tip

• 허벅지에 힘을 주며 무릎을 편다.

• 두 어깨의 균형을 맞춘다.

Ardha Baddha Padma Hasta Parivrtta Dandasana

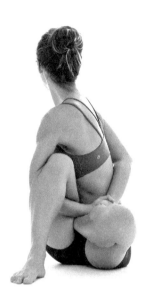 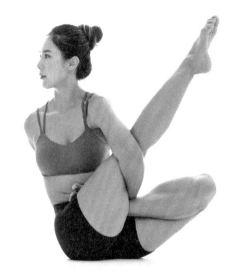

Exercise

① 두 발을 앞으로 뻗는다.

② 왼 무릎을 접어 왼발을 오른쪽 고관절 깊숙이 건다.

③ 오른쪽 무릎을 세운다.

④ 몸을 오른쪽으로 회전하며 왼쪽 팔꿈치를 굽혀 왼팔을 오른 무릎 아래에 넣는다.

⑤ 오른팔을 허리 뒤로 감아주며 왼손으로 오른 손목을 잡는다.

⑥ 마시는 호흡에 상체를 세우며 균형을 잡는다.

⑦ 내쉬는 호흡에 무릎을 펴며 몸을 오른쪽으로 회전한다.

⑧ 다섯 번 호흡하며 자세를 유지한다.

⑨ 마시는 호흡에 고개를 정면으로 돌리며 무릎을 굽힌다.

⑩ 내쉬는 호흡에 팔과 다리를 풀어준다.

⑪ 반대쪽도 같은 방법으로 반복한다.

⑫ 빈야사를 한다.

Effect

• 복부 기관을 부드럽게 만든다.

• 전체적인 몸의 균형감각을 길러준다.

• 고관절과 어깨 관절의 가동성을 길러준다.

• 하체의 유연성과 근력을 향상시킨다.

Tip

• 고개를 회전하기 보다는 척추를 회전한다.

• 왼쪽 팔꿈치로 왼 무릎을 밀어내며 조금 더 회전한다.

• 오른발을 최대한 높게 든다.

Surya Yantrasana (변형)

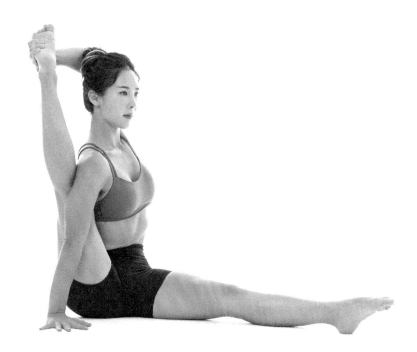

Exercise

① 두 발을 앞으로 뻗는다.

② 오른쪽 무릎을 굽혀 오른쪽 어깨 위에 건다.

③ 이때 오른 손바닥은 오른쪽 바닥에 짚는다.

④ 왼손으로 오른쪽 새끼발가락 옆면을 잡아 발등을 감싸 잡는다.

⑤ 마시는 호흡에 무릎을 펴준다.

⑥ 내쉬는 호흡에 허리를 세운다.

⑦ 오른쪽 어깨로 무릎을 밀어내는 힘으로 가슴을 열고 다리를 뒤로 편다.

⑧ 왼손으로 오른쪽 발을 강하게 잡아당기며 무릎을 편다.

⑨ 다섯 번 호흡하며 유지한다.

⑩ 마시는 호흡에 무릎을 접고, 내쉬는 호흡에 팔과 다리를 풀어준다.

⑪ 반대쪽도 같은 방법으로 반복한다.

⑫ 빈야사를 한다.

Effect

• 다리 근육의 유연성을 길러준다.

• 상체와 하체의 균형감을 향상시킨다.

Tip

• 허벅지에 힘을 주며 무릎을 편다.

• 몸을 위로 들어 올려 펴준다는 느낌을 가진다.

• 다리를 뻗을 때 엉덩이가 바닥에서 뜨지 않도록 주의한다.

Eka Pada Sirsasana

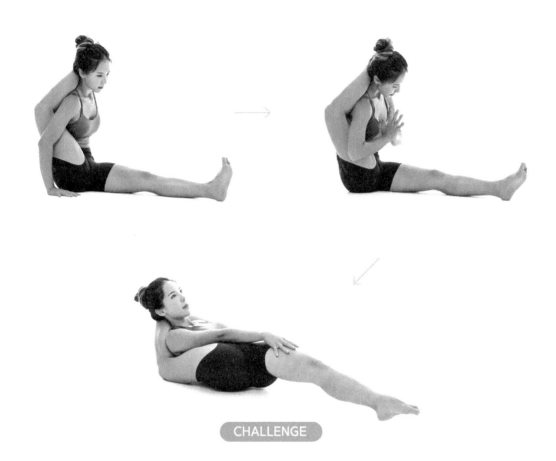

CHALLENGE

Exercise

① 두 발을 앞으로 뻗는다.

② 오른쪽 무릎을 굽혀 오른쪽 어깨 위에 건다.

③ 왼손으로 오른쪽 새끼발가락 옆면을 잡아 발등을 감싸 잡는다.

④ 오른발을 머리 뒤로 넘긴다.

⑤ 마시는 호흡에 고개를 든다.

⑥ 내쉬는 호흡에 두 손을 가슴 앞에 합장한다.

⑦ 고개를 들고 머리로 강하게 발을 밀어서 발이 풀리지 않게 한다.

⑧ 가능하면, 다리를 뒤로 넘긴 채로 뒤로 눕고 오른손으로 왼다리가 들리지 않도록 눌러준다.

⑨ 다섯 번 호흡하며 유지한다.

⑩ 마시는 호흡에 손으로 발을 잡아 풀고, 내쉬는 호흡에 팔을 풀어준다.

⑩ 반대쪽도 같은 방법으로 반복한다.

⑪ 빈야사를 한다.

Effect

• 골반과 허벅지 뒤쪽 근육이 펴진다.

• 목과 등을 강화한다.

• 복부 근육이 수축되며, 소화 기능이 좋아진다.

Tip

• 발이 계속 풀릴 경우 손으로 잡고 유지한다.

Yogadandasana

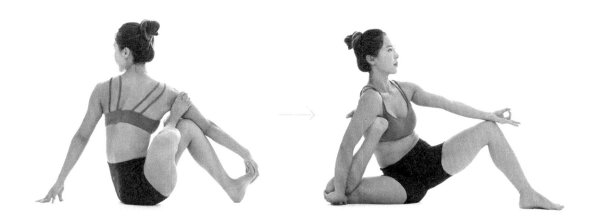

Exercise

① 두 발을 앞으로 뻗는다.

② 오른 무릎을 접어 발목을 왼 무릎 위에 올린다.

③ 왼 무릎을 세운다.

④ 마시는 호흡에 오른손을 높게 들어 몸을 왼쪽으로 회전하며 오른쪽 겨드랑이 가까이 오른발을 끼운다.

⑤ 이때 팔꿈치를 편 채로 오른손으로 오른 무릎을 감싸 잡는다.

⑥ 내쉬는 호흡에 오른 무릎을 오른쪽 바닥에 내리고, 왼발을 왼쪽으로 옮겨 골반을 열어준다.

⑦ 왼손은 친 무드라를 만들어 왼 무릎에 올린다.

⑧ 다섯 번 호흡하며 자세를 유지한다.

⑨ 마시는 호흡에 왼쪽 사진 자세로 돌아오고, 내쉬는 호흡에 팔과 다리를 풀어준다.

⑩ 반대쪽도 같은 방법으로 반복한다.

⑪ 빈야사를 한다

Effect

• 고관절의 가동성을 길러준다.

• 척추를 편안하게 한다.

• 무릎과 발목의 탄력성을 길러준다.

Tip

• 오른쪽 발바닥을 겨드랑이 깊숙이 끼워야 무릎을 잡기가 편하다.

Bhujapidasana - Eka Pada Tittibhasana

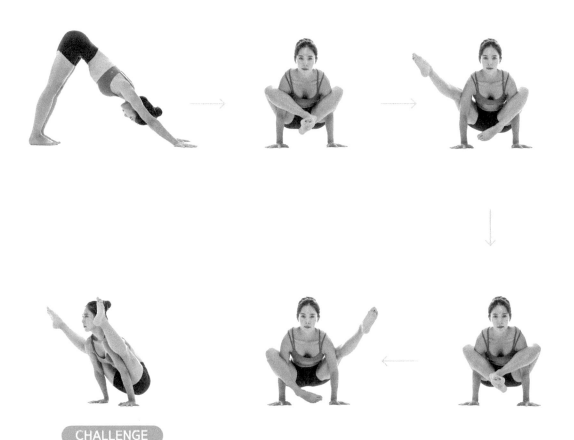

CHALLENGE

Exercise

① 아도 무카 스바나아사나에서 준비한다.
② 발꿈치를 높게 들고 점프해서 두 어깨에 무릎을 걸어 올린다.
③ 오른발을 왼 발목 위에 놓고 왼 발목으로 감는다.
④ 마시는 호흡에 허벅지로 팔을 강하게 조여 주며 팔꿈치와 등을 편다.
⑤ 최대한 팔꿈치를 펴서 일자가 되도록 한다.
⑥ 내쉬는 호흡에 오른발을 뻗는다.
⑦ 시선을 고개를 들어 정면을 바라본다.
⑧ 다섯 번 호흡하며 자세를 유지한다.
⑨ 마시는 호흡에 다리를 풀고, 내쉬는 호흡에 발을 바꿔 반대쪽도 같은 방법으로 유지한다.
⑩ 다리를 풀지 않고 뒤로 돌려 바카아사나로 연결한다.

Effect

• 손목과 팔, 어깨 근력을 강화한다.
• 몸의 균형감을 정확하게 잡아준다.
• 복부를 수축하고, 코어를 강화한다.

Tip

• 팔꿈치가 펴졌을 때 다리가 내려가지 않도록 허벅지를 강하게 조여 준다.

Bakasana

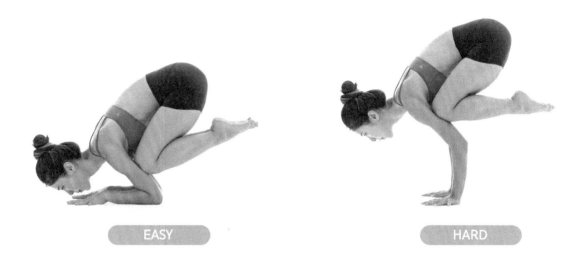

EASY　　　HARD

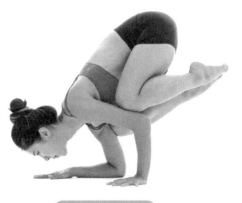

CHALLENGE

Exercise

① 부자피다아사나에서 준비한다.
② 마시는 호흡에 다리를 풀어준다.
③ 내쉬는 호흡에 무릎을 뒤로 접어 겨드랑이에 두 무릎을 끼운다.
④ 이때 팔꿈치를 살짝 굽혀 몸을 앞으로 굽힌다.
⑤ 1-4번을 하는 동안 다리를 바닥에 내리지 않고 연결한다.
⑥ 엉덩이를 높게 들어 무릎이 빠지지 않게 한다.
⑦ 초보자는 팔꿈치를 내리고, 숙련자는 두 팔을 곧게 편다.
⑧ 다섯 번 호흡하며 자세를 유지한다.
⑨ 가능하면, 오른 팔꿈치를 굽혀 바닥에 대고, 왼 팔꿈치를 굽혀 바닥에 댄다. 확인필요
⑩ 뒤로 점프한 후 빈야사를 한다.

Effect

• 손목과 팔, 어깨 근력을 강화한다.
• 복부를 수축하고, 코어를 강화한다.
• 복부 기관을 강화한다.

Tip

• 부자피다아사나에서 다리를 바닥에 내리지 않고 연결한다.
• 손목과 팔꿈치가 일직선이 된다.
• 초보자는 블록 두 개를 세워 어깨 밑을 받치고 동작을 유지한다.

Salamba Sirsasana

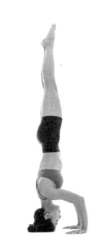

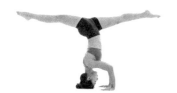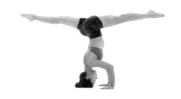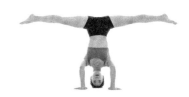

CHALLENGE

Exercise

① 바닥에 무릎을 꿇고 앉는다.
② 두 손바닥을 바닥에 짚는다.
③ 정수리를 손바닥 보다 멀리 짚는다.
④ 머리를 내렸을 때 손목과 팔꿈치가 일직선이 된다.
⑤ 무릎을 하나씩 팔꿈치 위로 올려 뒤꿈치를 엉덩이 가까이 가져간다.
⑥ 마시는 호흡에 두 발을 천천히 위로 뻗는다.
⑦ 내쉬는 호흡에 발끝이 위로 향하고, 몸을 곧게 세운다.
⑧ 손바닥으로 바닥을 밀어내고, 허벅지에 힘을 주어 다리를 쭉 뻗어 균형을 잡는다.
⑨ 가능하면, 오른다리를 앞쪽으로 왼다리를 뒤쪽으로 뻗어 유지하고, 다리를 바꾸어 자세를 유지한다. 다음에는 양쪽 다리를 옆으로 벌려 유지한다.
⑩ 다섯 번 호흡하며 자세를 유지한다.
⑪ 마시는 호흡에 두 무릎을 다시 팔꿈치 위에 올려둔다.
⑫ 내쉬는 호흡에 두 발을 바닥에 내려 돌아온다.
⑬ 두 손을 앞으로 뻗고, 이마를 바닥에 내려 발라아사나를 하며 호흡한다.
⑭ 빈야사를 한다.

Effect

• 손목과 팔, 이깨 근력이 깅화된다.
• 뇌세포를 활성화시켜 기억력과 집중력, 사고력을 증가한다.
• 피부에 탄력이 생기고 불면증에 도움이 된다.

Tip

• 고혈압이나 저혈압, 경추 디스크가 있는 경우 충분한 연습을 통해 수련한다.

Pincha Mayurasana

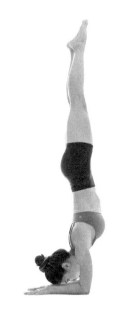

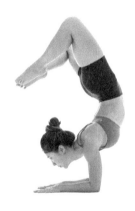

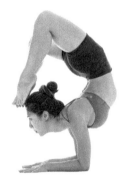

CHALLENG

Exercise

① 아도 무카 스바나아사나에서 준비한다.
② 두 팔꿈치를 바닥에 내려 어깨를 곧게 세운다.
③ 오른발을 최대한 높게 든다.
④ 왼발을 가볍게 차올려 두 발을 위로 뻗는다.
⑤ 손바닥과 팔꿈치, 어깨로 바닥을 밀어 올려 몸을 바르게 세운다.
⑥ 가능하면, 두 다리를 접어 정수리 가까이 가져간다.
⑦ 다섯 번 호흡하며 유지한다.
⑧ 마시고, 내쉬는 호흡에 한 발씩 바닥에 내린다.
⑨ 빈야사를 한다.

Effect

• 어깨와 등 근력을 강화한다.
• 뇌세포를 활성화시켜 기억력과 집중력, 사고력을 증가
시킨다.
• 피부에 탄력이 생기고 불면증에 도움이 된다.
• 균형감을 길러준다.

Tip

• 팔꿈치보다 어깨가 앞으로 밀려 나오지 않게 한다.

Adho Mukha Vrksasana

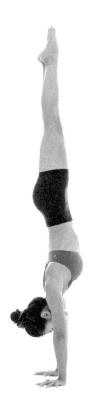

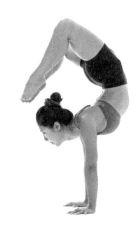

CHALLENG

Exercise

① 아도 무카 스바나아사나에서 준비한다.
② 손이 발쪽으로 한 뼘 걸어온다.
③ 오른발을 최대한 높게 든다.
④ 왼발을 가볍게 차올려 두 발을 위로 뻗어 세운다.
⑤ 손바닥으로 바닥을 강하게 밀어 올린다.
⑥ 코어 힘으로 몸을 바르게 세운다.
⑦ 가능하면, 두 다리를 접어 정수리 가까이 가져간다. 이때 머리를 들어준다.
⑧ 다섯 번 호흡하며 자세를 유지한다.
⑨ 천천히 두 발을 바닥으로 내린다.
⑩ 빈야사를 한다.

Effect

• 어깨와 등 근력을 강화한다.
• 뇌세포를 활성화시켜 기억력과 집중력, 사고력을 증가한다.
• 피부에 탄력이 생기고 불면증에 도움이 된다.
• 균형감을 길러준다.

Tip

• 두 손바닥으로 바닥을 밀어 몸을 세운다.
• 전반적으로 몸의 근력이 강하게 조화를 이루어야 편하게 유지된다.

Savasana

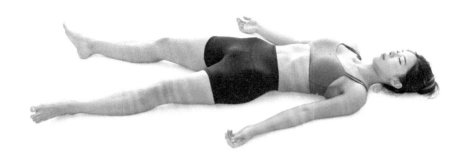

Exercise

① 등을 대고 바닥에 눕는다.
② 손바닥은 엉덩이보다 한 뼘 멀리 둔다.
③ 두 발은 30cm이상 벌려준다.
④ 이때 발끝을 바깥으로 열어둔다.
⑤ 어깨와 귀가 가까워지지 않도록 두 팔을 발끝 쪽으로 가볍게 뻗어
내린다.
⑥ 눈을 감고 코로 천천히 호흡한다.
⑦ 호흡 소리가 들리지 않도록 고요하고 섬세하게 호흡한다.
⑧ 머리 뒤에서부터 뒤꿈치까지 에너지가 흐르는 것을 느낀다.

Effect

• 온 몸에 활력을 주고 생기를 되찾아 준다.
• 긴장과 피로, 스트레스를 해소시켜준다.

Tip

• 몸보다 마음을 안정시키는 것에 집중한다.
• 신경이 안정되면 잠에 빠져들지 않고, 완전한 휴식을
한다.

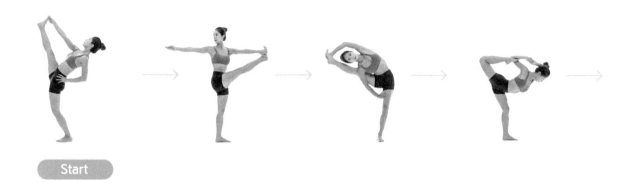

Start

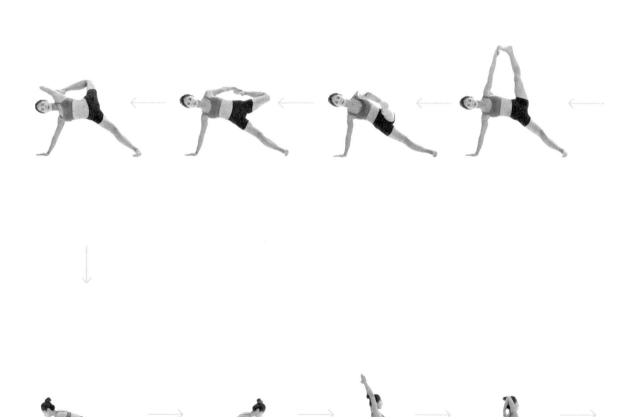

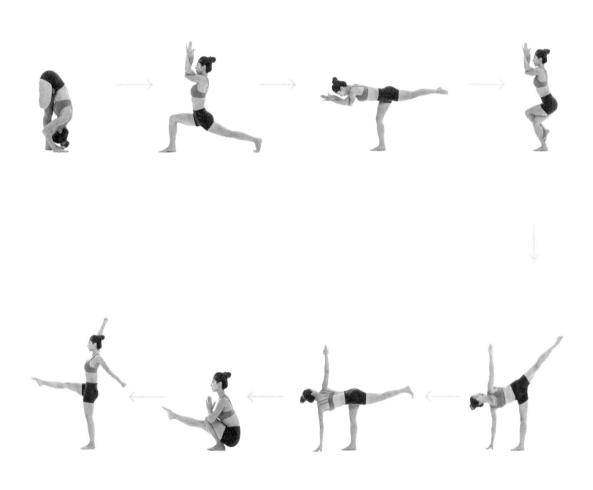

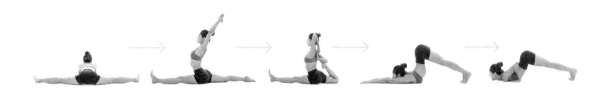

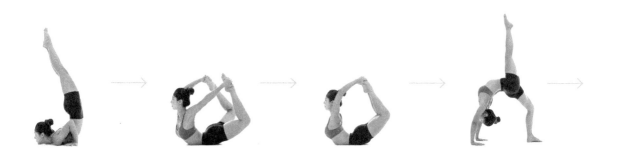

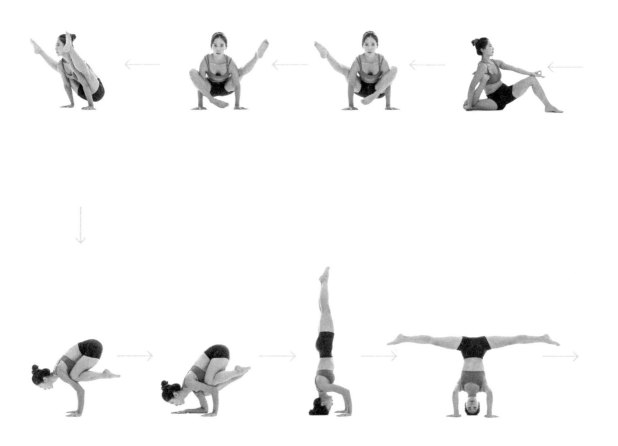

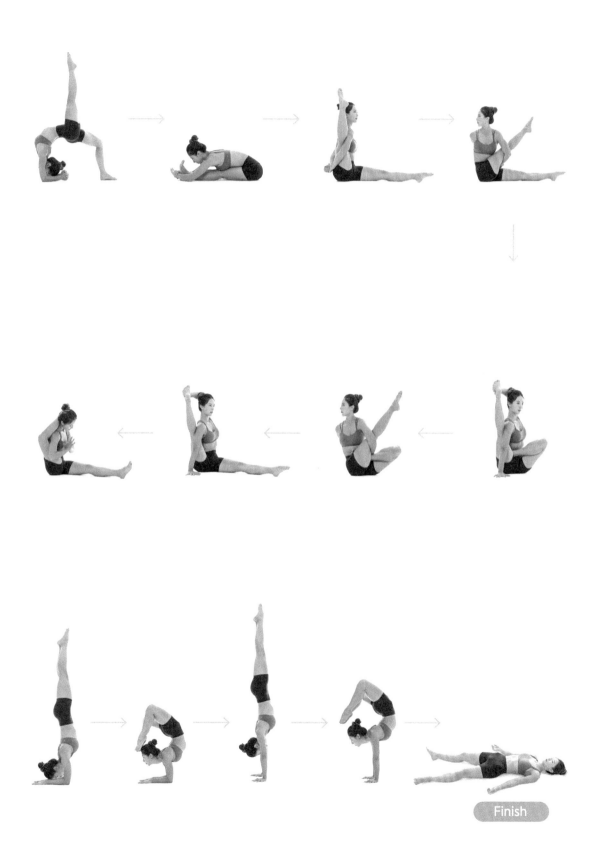

Finish

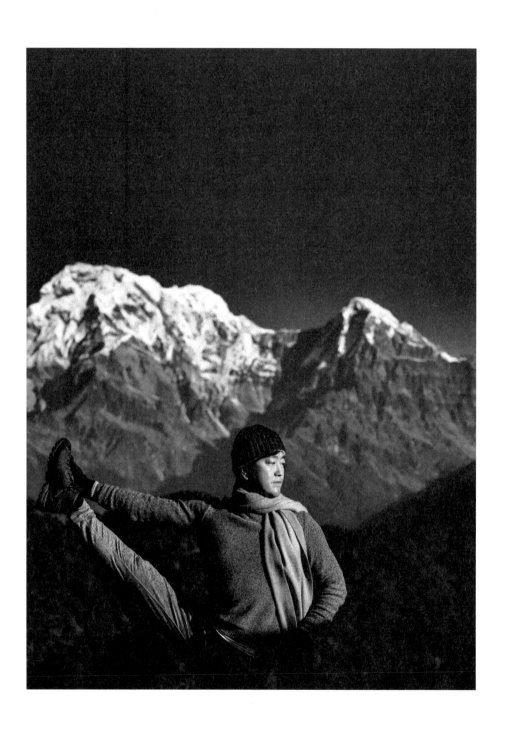

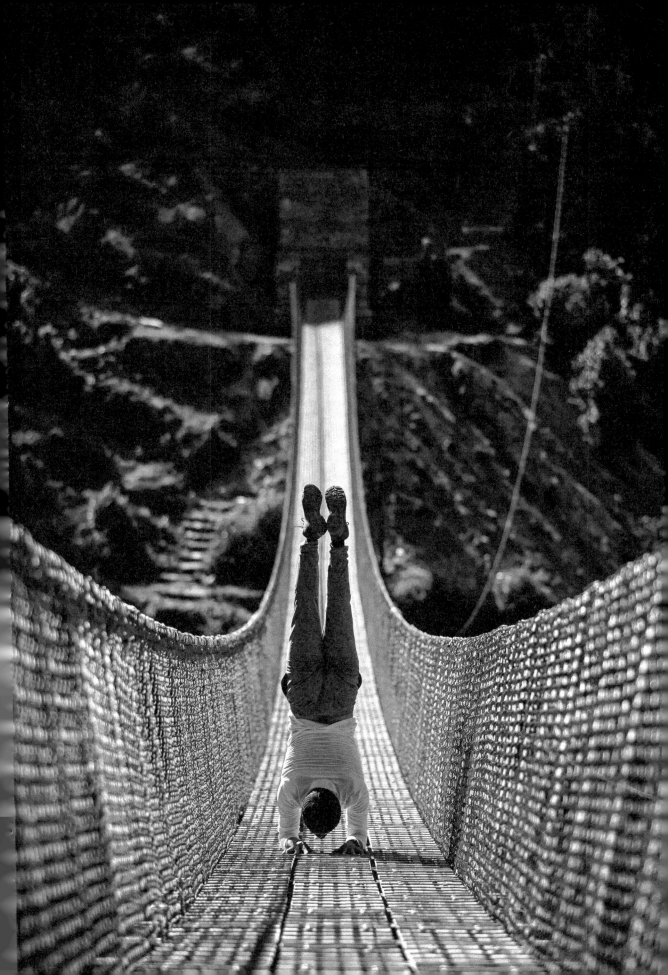

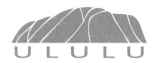

ululuyoga

울루루(ululu)는
지구의 중심이라 불리는 거대모래바위 울루루(uluru)에서 영감을 받았습니다.
지구에도 중심이 있듯 내 삶에도 중심은 있어야 합니다.
울루루는 내 삶의 중심은 '나' 자신이어야 한다고 생각합니다.

내 삶의 시작은
삶의 주체가 곧 나라는 것을 찾는 것입니다.
커피 한 잔을 마시듯 어렵지 않게 나에게 집중하며,
삶의 권태를 지혜롭게 극복하는 것이 습관이 되어야 합니다.

나를 알아가는 과정, 몸과 마음의 균형을 찾아가는 과정
여러분 옆에서 울루루가 함께 하고자 합니다.

나로 서 있는 매일
나로 서 있는 오늘
나로 서 있는 시간

Be Me_____
ululu

본점) 서울 강남구 선릉로 131길 4. 3층~4층 T: 02-548-5553
수내점) 경기 성남시 분당구 백현로101번길 20 그린프라자 4층 401호 T: 031-714-0314

* 울루루요가 홈페이지 : www.ululucompany.com
* 인스타 : @ululuyoga : https://www.instagram.com/ululuyoga
* 블로그 : https://blog.naver.com/ululuyoga_official
* 수내점 인스타 : @ululuyoga_sunae : https://www.instagram.com/ululuyoga_sunae
* 국제요가명상협회 협회 : https://blog.naver.com/iyoga_official
* 국제요가명상협회 협회 인스타 : @iyoga_official_ : https://www.instagram.com/iyoga_official_